MARIA NOCCHIERO

&

GRAZIA RANDO

RICETTE PER LA BELLEZZA

Come Creare Prodotti di Bellezza con Piante e Oli Naturali per Sembrare Più giovane con Pochi Euro

Titolo

"RICETTE PER LA BELLEZZA"

Autore

Maria Nocchiero

Grazia Rando

Editore

Bruno Editore

Sito internet

http://www.brunoeditore.it

Sommario

Introduzione

Ho deciso di scrivere questo ebook perché ho sempre amato i prodotti naturali e, fin da ragazzina, ho sperimentato creme, oli e altri articoli dello stesso tipo per me e per i miei familiari. In poche occasioni ho acquistato prodotti per la cura del corpo, li applicavo un paio di volte e poi li buttavo via, come se la mia pelle capisse che più che mantenerla giovane, avrebbero solo fatto il contrario.

Oggi, molte persone hanno capito il concetto: il naturale è meglio del sintetico! I cosmetici biologici sono diventati di gran moda, la pelle va curata fin da giovani per far sì che invecchi nel miglior modo possibile e, per le persone un po' più mature, c'è sempre il mio (o meglio il nostro) metodo naturale per migliorarla.

Infatti, il mio metodo non è proprio una mia idea, ma di una persona molto vicina a me e che conosco da tanto tempo, probabilmente meglio di chiunque altro. Forse vi starete chiedendo di chi si tratta, e la mia risposta è: di chi se non della mamma? Colei che sperimenta con successo il suo metodo, per unirlo ai miei e ottenere il massimo.

Sembra più giovane adesso, che ha quasi sessant'anni, di dieci anni fa. Da giovane utilizzava alcune creme di varie aziende molto conosciute a livello internazionale, con risultati contrari a quelli promessi in pubblicità. La sua pelle ha preso a migliorare solo quando io ho iniziato a sperimentare varie ricette naturali. Poi, nel 1997, ha scoperto un sistema per velocizzare l'esfoliazione naturale della pelle, processo che rallenta negli anni e che, in sinergia con i miei metodi, dà risultati eccezionali.

Otterrete dei successi già dopo alcune settimane e il tutto spendendo solo pochi euro! Vedrete: la vostra pelle sarà più levigata, luminosa e ringiovanita.

Quindi, vi auguro buona lettura, certa che troverete giovamento anche voi nei nostri metodi naturali.

Maria Nocchiero

CAPITOLO 1:

Come migliorare l'aspetto esteriore

In questo primo capitolo parleremo di come migliorare l'aspetto estetico: dal trucco alternativo alla perdita di peso, dalla cura dei capelli al rinnovamento del look. Il tutto da svolgersi in modo semplice e naturale.

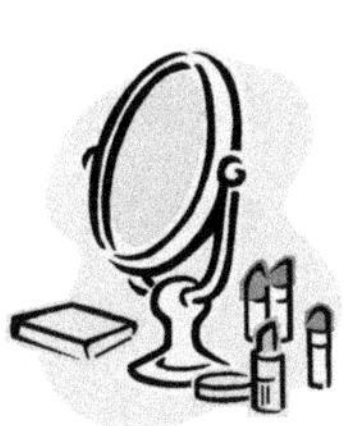

Trucco alternativo naturale

Per sembrare più giovane devi cambiare, se necessario anche il modo di truccarti! Come dice la parola stessa, il trucco è qualcosa che dovrebbe essere nascosto, invisibile: devi valorizzare i pregi del viso e nascondere i difetti.

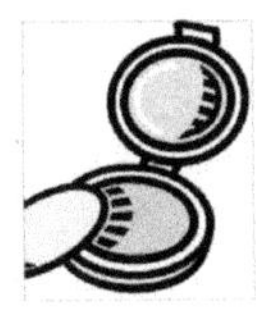

Il fard

Non utilizzarne troppo, bisogna accentuare il colorito del viso ma con un effetto naturale! Molti attori, anche i più belli, sono truccati, però non si vede. Con questo non voglio dire che devi truccarti in modo tanto neutro come se fossi un uomo, ma solo che è meglio non esagerare. Per capire quale tonalità ti si addice, prova a osservarti dopo un bel bagno caldo: noterai un colorito più sano; cerca di imitare quell'effetto di rosa/rosso quando scegli il fard. La stesso vale per il colore che la pelle assume dopo una giornata di sole (non a caso molte persone utilizzano la lampada per avere, appunto, quella leggera abbronzatura ed essere più belle). Applica il fard in modo leggero su tutto il viso/collo insistendo un po' di più sulle guance. Il tutto dovrà sembrare il più naturale possibile.

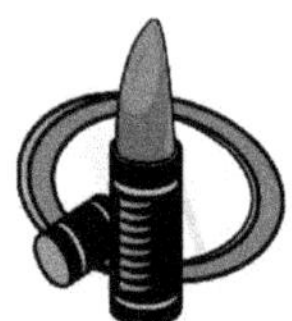

Il rossetto

Lo stesso discorso vale anche per le labbra: un colore troppo acceso, diverso da quello naturale, darà un effetto eccessivo ed eccentrico, cosa da evitare se si vuol sembrare più giovani. Dopo il bagno o l'esposizione al sole, anche le labbra assumono un colore più vivo. Trai ispirazione da quello, osservati allo specchio e poi ricordati che delle labbra ben idratate hanno un aspetto più sano, sono più belle e carnose. Per questo la prima regola è: idratare, idratare, idratare.

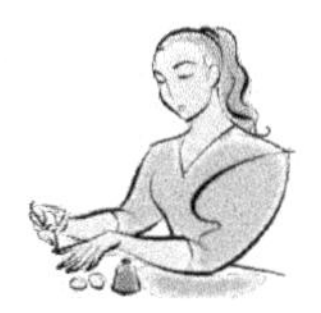

Unghie delle mani

Se vuoi sembrare più giovane evita di usare smalto nei classici colori appariscenti: attira troppo l'attenzione, cosa che sarebbe invece meglio evitare (le mani sono come una carta d'identità, se non curatissime, mostreranno inesorabilmente la tua vera età). Punta su colori delicati come il rosa pallido o, meglio ancora, su quelli trasparenti.

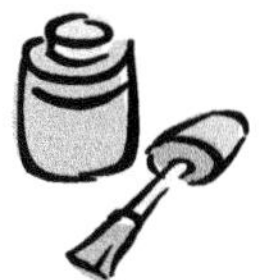

Unghie dei piedi

Sui piedi invece osa di più, specie d'estate, per dare un tocco di sensualità. Dopo aver utilizzato una pietra pomice per pulire i talloni e aver fatto un peeling sulla pelle, utilizza il colore che preferisci. Se vuoi rinforzare le unghie in modo naturale, renderle lucide e sbiancarle, puoi usare un olio naturale facile ed economico. Ti propongo due ricette.

Rinforzante unghie agli oli essenziali

- 50 gr di olio extravergine d'oliva estratto a freddo
- 10 gocce di olio essenziale di limone
- 5 gocce di olio essenziale di rosmarino
- 1 bottiglietta in vetro con contagocce

Rinforzante unghie all'olio di equiseto

- 50 gr di olio di equiseto
- 10 gocce di olio essenziale di limone
- 1 bottiglietta in vetro con contagocce

Miscelare tutti gli ingredienti e conservare l'olio in una bottiglietta di vetro. In caso di unghie rovinate, applicare due o tre volte al giorno, specialmente la sera prima di andare a letto.

In alternativa, è possibile utilizzare solo l'olio extravergine d'oliva estratto a freddo e del succo di limone fresco, nella proporzione di un cucchiaino d'olio extravergine d'oliva e mezzo di succo di limone.

Ricordati che la semplicità è la chiave principale della bellezza. Oggi fortunatamente esistono delle nuove linee cosmetiche interamente naturali, scegliere un make-up biologico, significa rispettare l'ambiente e gli animali. Seleziona i tuoi cosmetici tenendo presente che se ne usi di interamente naturali, oltre a rispettare il pianeta, eviti eventuali fastidiosissime allergie.

Truccarsi con gli ingredienti della cucina

Chi ama cucinare, ma soprattutto gli appassionati della pasticceria, avrà sicuramente nella credenza gli ingredienti che andrò a elencare.

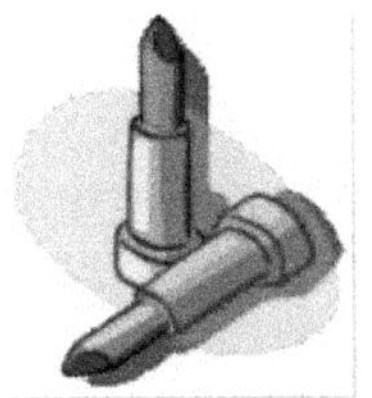

Rossetto naturale pronto in tre minuti

Spalma un po' di stick per labbra in un piattino (va benissimo il sottotazza). Aggiungi 2-3 gocce di colorante alimentare rosso, mescola bene utilizzando un bastoncino cotonato. Lo puoi applicare con estrema facilità con un pennellino per labbra.

Con lo stesso sistema puoi creare anche **l'ombretto in crema** seguendo queste indicazioni per le diverse tonalità:

- rosso vivo: 2-3 gocce di rosso;
- rosa chiaro: 1 goccia di rosso, 1 goccia di giallo;

- rosso scuro: 1 goccia di rosso, 1 goccia di giallo, 1 goccia di azzurro;
- arancio: 1 goccia di rosso, 3 gocce di giallo;
- marrone: 1 goccia di rosso, 1 goccia di giallo, 2 gocce di azzurro;
- verde smeraldo: 1 goccia di giallo, 2 gocce di azzurro;
- viola: 1 goccia di rosso, 1 goccia di azzurro;
- verde: 1 goccia di giallo, 1 goccia di azzurro.

Cipria viso delicata all'amido

- Amido di mais o riso 100 gr
- Colorante alimentare (quanto basta per ottenere la tonalità desiderata)
- 3-5 gocce di olio essenziale (opzionale) tra: arancio dolce, lavanda, mandarino rosso, vaniglia (oppure una bustina di vanillina per dolci

Mescola l'amido insieme al colorante alimentare, aggiungi una goccia per volta il colore fino a raggiungere la tonalità desiderata. Unisci l'olio essenziale scelto e lascia asciugare il composto per qualche giorno. Quando la cipria sarà completamente asciutta, passa la polvere nel macina caffè, in modo da omogenizzare il colore. Puoi applicarla con un pennello o con la classica spugnetta. Mi raccomando: conservala in un luogo asciutto.

Questa ricetta è molto conosciuta tra le appassionate di cosmetica fai da te. È semplice, delicata ed economica, perfetta per chi ama un trucco naturale e leggero.

I coloranti alimentari non sono tutti uguali: alcuni sono più concentrati altri meno. Li puoi trovare al supermercato o su internet. Per evitare possibili errori sulle tonalità, leggi sempre le istruzioni riportate sulla confezione. Per facilitare l'uso dei coloranti alimentari, ti consiglio di procurarti tre bottigliette di vetro con contagocce, pulite e asciutte, e di riempirle con i tre colori base.

Da ragazzina utilizzavo anche un altro metodo per preparare una buona cipria fatta in casa. Quando capitava che una rappresentante di cosmetici mi regalasse campioncini di rossetto che non mi piacevano, invece di buttarli li utilizzavo per preparare la cipria. Utilizzavo:

- amido di riso o mais (il necessario);
- i campioncini di rossetto (meglio se di origine naturale);
- 1 piatto in ceramica grande piano.

Spalma i rossetti nel piatto, aggiungendo un po' per volta l'amido scelto. Mescola bene, per alcuni minuti. Lascia poi asciugare per alcuni giorni e infine passa la polvere nel macinacaffè, in modo da omogenizzare il colore. Potete applicarla con un pennello o con la classica spugnetta.

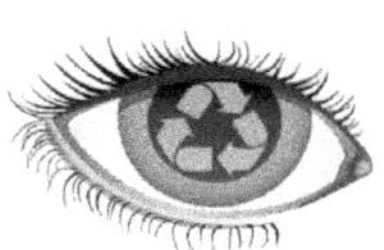

Ciglia più lunghe in modo naturale

Vuoi delle belle ciglia più folte in modo naturale e senza mascara? Prova a fare un olio da applicare tutte le sere.

- 40 gr di olio di ricino
- 6 gr di olio di mandorle dolci
- 3 gr di olio extravergine d'oliva estratto a freddo
- 1 gr di glicerina vegetale
- 1 barattolino di vetro
- 1 spazzolino da mascara pulito

Mescola tutti gli ingredienti e applica il composto tutti i giorni prima di dormire. In poche settimane le tue ciglia diventeranno più folte, belle e un po' più lunghe. Puoi utilizzare anche solo l'olio di ricino.

Se, come me, ami un trucco leggero, penso avrai apprezzato le ricette indicate in precedenza.

SEGRETO n. 1: il trucco pesante fa sembrare più grandi, non a caso le ragazze molto giovani si truccano in modo elaborato. Bisogna nascondere i difetti cercando di ottenere un risultato naturale.

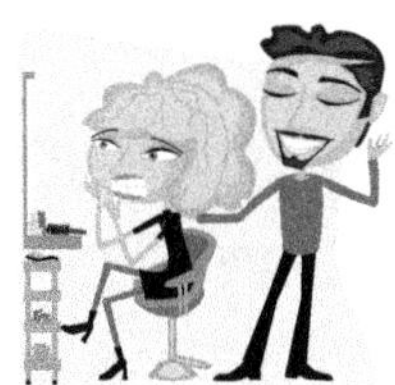

I capelli

I capelli sono la cornice del viso. Insieme al tuo parrucchiere studia un nuovo taglio e colore: ti faranno sentire più giovane. Esistono anche dei software pensati per aiutarti nell'identificare il look che più ti si addice, basta inserire una propria foto in primo piano e iniziare cambiando pettinature e colore (si possono provare anche svariati make-up).

È incredibile come ci si diverte con questi programmi; in pochi minuti puoi diventare rossa, bruna, bionda, con capelli corti, lunghi, ondulati ecc. E tutto gratis! Pensa al tempo e ai soldi che ti fanno risparmiare (oltre che agli eventuali pessimi risultati). Con questi software invece è facilissimo! Puoi facilmente trovarli su internet digitando "software per cambiare look".

Il colore dei capelli

Dopo che avrai trovato il taglio e il colore giusti, dovrai mantenerli. Se hai i capelli bianchi e non vuoi essere schiava della tintura, puoi utilizzare in alternativa le svariate creme presenti in commercio da applicare dopo il normale lavaggio. In piccole quantità aiutano i capelli, gradualmente, a ritrovare il loro colore naturale. Lascia stare le classiche due settimane di tempo generalmente indicate per ottenere risultati… ne occorrono di più. Chiedi consiglio in profumeria, sapranno indicarti al meglio. Non dimenticare che i capelli bianchi sono la spia principale degli anni che passano e il segreto è cercare di nasconderli il più possibile.

Schiarenti naturali per capelli castani

Questo è il metodo che io ho sempre utilizzato per schiarire i capelli; costa poco e li rovina meno di molte tinture in commercio.

Lozione schiarente alla camomilla

- 100 ml di acqua ossigenata volume 10 diluita al 3% (perossido di idrogeno, è la classica acqua ossigenata che puoi trovare al supermercato, farmacia, negozi vari)
- 3-4 bustine di camomilla o 2 cucchiai di quella secca

Lasciare macerare in una ciotola a bordo alto la camomilla con l'acqua ossigenata per 15-20 minuti e poi filtrare il composto utilizzando un colino. La lozione assumerà un colore giallo chiaro. Applicare sui capelli asciutti o bagnati. Questo metodo è adatto solo per capelli che vanno dal biondo scuro al castano chiaro, la lozione deve essere utilizzata subito. Se hai i capelli corti, preparane metà dose.

Lozione balsamo schiarente all'aceto

- 100 ml di aceto di mele

- 3-4 bustine di camomilla o 2 cucchiai di quella secca

Lascia macerare la camomilla con l'aceto in una ciotola a bordo alto o in un vasetto di vetro per 15-20 minuti. Filtra il composto utilizzando un colino. La lozione assumerà un colore giallo chiaro. Va applicata sui capelli bagnati come un balsamo e lasciata ad agire per alcuni minuti, infine sciacqua come si fa con un normale balsamo. Questo metodo rende i capelli lucidi, li rinforza e schiarisce leggermente; è adatto solo per capelli che vanno dal biondo scuro al castano chiaro. Da utilizzare subito. Se hai i capelli corti, preparane metà dose.

SEGRETO n. 2: i capelli sono importanti per un aspetto più giovane, quindi il segreto è nascondere quelli bianchi.

Un nuovo look per sentirsi più giovane

Cambiare modo di vestirsi può dare uno stimolo per sentirsi più giovani. Cerca un look giovanile, ma senza esagerare, non devi vestirti da teenager se non lo sei più da un po'. Indossa quello che ti fa sentire più a tuo agio cercando, però, uno stile diverso rispetto all'attuale. Prendi spunto dall'aspetto della tua star preferita (che abbia la tua età) e cerca, per quanto è possibile, d'ispirati a lei.

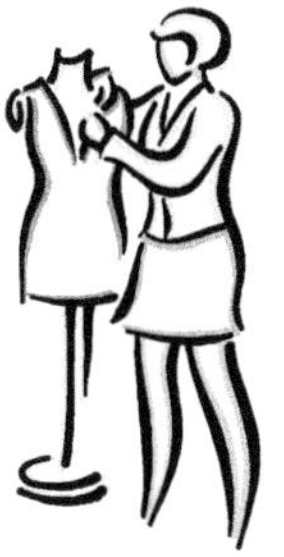

SEGRETO n. 3: cambiare look sembra una cosa di poco conto, ma non è così. È uno dei fattori più importanti a livello psicologico e per mantenersi giovani è indispensabile avere sempre stimoli diversi.

Rimettersi in forma

Ci sono tanti modi per consumare calorie anche senza andare in palestra. In ogni caso, non esagerare! Perdere troppo peso velocemente rende la pelle più vecchia! L'ideale sarebbe non superare i due chili mensili. Se hai deciso di dimagrire scegli un'attività fisica che ti piace in modo da poter continuare anche quando avrai raggiunto i tuoi obiettivi.

Il tennis ad esempio è tra i miei preferiti. Non tutti però la pensiamo allo stesso modo; gli uomini generalmente preferiscono il calcetto, per le donne, invece, non c'è nulla di meglio che andare in giro per negozi. Non devi per forza comprare; ma se temi di cadere in tentazione lascia a casa i contanti e le carte di credito, ti aiuterà a evitare di cedere al richiamo dello shopping.

Puoi scegliere anche di praticare ginnastica in casa. Davanti alla TV è comodo e rilassante, puoi continuare a seguire i tuoi programmi preferiti in tutta tranquillità. Per la ginnastica fai da te, la cyclette o il tapis roulant magnetico o elettrico andranno benissimo. Senza quasi rendertene conto percorrerai un bel po' di chilometri. Un trucco per andare più veloce è ascoltare la tua musica preferita, a me succede che più la musica mi piace e più cresce la velocità a cui mi muovo. Per non disturbare indossa le cuffie, quelle a onde radio sono le più pratiche e comode.

Se ami stare all'aria aperta non c'è nulla di meglio del fare lunghe passeggiate. Per chi ha la fortuna di avere il mare vicino, camminare sulla spiaggia migliora la circolazione e rassoda i muscoli delle gambe e dei glutei.

Oppure puoi usare una console per videogiochi, fa smaltire molte più calorie di quello che si pensa. Ci sono diversi giochi tra cui scegliere, potrai simulare diversi sport. Ad esempio: se scegli il tennis, il telecomando diventerà la tua racchetta e, grazie alla sua sensibilità, sembrerà veramente di giocare una partita. Ovviamente se vuoi ottenere risultati, devi impegnarti! Devi essere costante e muoverti ogni giorno! Non puoi sperare di perdere peso se lo fai una volta la settimana!

Cosmetici naturali per rimetterti in forma

Oltre al movimento ti consiglio alcune ricette naturali di prodotti fai da te che ti aiuteranno a raggiungere meglio l'obiettivo.

Olio snellente rassodante viso corpo

- 100 gr di olio extravergine d'oliva estratto a freddo
- 30 gocce di olio essenziale di limone
- 30 gocce di olio essenziale di salvia
- 30 gocce di olio essenziale di rosmarino

Applicare su tutto il corpo fino al completo assorbimento. Lo consiglio dopo la doccia o la sera prima di coricarsi. Sul viso applicane solo piccole quantità. Si consiglia, per comodità, di utilizzare una confezione vuota di acqua ossigenata, con la giusta etichetta adesiva che ne riporti il contenuto.

Non utilizzare durante la gravidanza o prima di esporsi al sole. Agitare prima dell'uso.

Docciaschiuma snellente rassodante

- 100 gr di bagnoschiuma neutro delicato naturale
- 20 gr d'olio d'oliva estratto a freddo
- 30 gocce di olio essenziale di limone
- 30 gocce di olio essenziale di salvia
- 30 gocce di olio essenziale di rosmarino

Puoi metterlo in un contenitore vuoto (di acqua ossigenata o shampoo da 200 ml) per tenerlo a portata di mano sotto la doccia. Per un'efficacia maggiore, è preferibile l'uso di una spugna da massaggio leggermente ruvida. Non utilizzare durante la gravidanza. Agitare prima dell'uso.

Sali da bagno snellenti rassodanti

- 1 kg di sale grosso da cucina normale, iodato o integrale
- 20 gr olio vegetale a scelta (meglio se di riso o di girasole)
- 30 gocce di olio essenziale di limone
- 30 gocce di olio essenziale di salvia
- 30 gocce di olio essenziale di rosmarino
- Colorante alimentare a piacere (facoltativo)

Mescola gli oli essenziali con quello vegetale, se desideri dargli un colore aggiungi i coloranti scelti. Mischia il tutto insieme al sale, per alcuni minuti. I sali da bagno sono un buon anti-stress: abbassano la pressione, depurano, ammorbidiscono la pelle e tonificano. Si sconsiglia l'uso del prodotto durante la gravidanza.

Scrub al sale snellente rassodante

- 250 gr di sale fino da cucina normale, iodato o integrale
- 50 gr farina di riso
- Olio di riso o altro olio vegetale q.b. per amalgamare
- 10 gocce di olio essenziale di limone
- 10 gocce di olio essenziale di salvia
- 10 gocce di olio essenziale di rosmarino

Mescola gli oli essenziali con quello vegetale, se desideri dargli un colore aggiungi i coloranti scelti. Mischia il tutto insieme al sale, per alcuni minuti. I sali da bagno sono un buon anti-stress: abbassano la pressione, depurano, ammorbidiscono la pelle e tonificano. Si sconsiglia l'uso del prodotto durante la gravidanza.

Fango corpo snellente e rassodante

- 1 cucchiaio di salvia secca macinata finissima
- 1 cucchiaio di rosmarino secco macinato finissimo
- 1 cucchiaio di edera secca macinata finissima
- 2 cucchiai di amido di riso o mais
- 4 cucchiai di argilla verde
- 30 gocce di olio essenziale di limone
- 30 gocce di olio essenziale di salvia
- 30 gocce di olio essenziale di rosmarino
- Olio d'oliva o soia estratti a freddo, q.b. per amalgamare

Mescola tutti gli ingredienti in una ciotola a bordo alto. Il fango va applicato sulle zone interessate (cosce, glutei, braccia ecc.) che devono essere poi avvolte con pellicola alimentare, lascia agire per 15-20 minuti.

Al fine di facilitare i tempi di preparazione, ti consiglio di miscelare tutte le piante secche insieme con l'amido e l'argilla (se noti dei pezzetti di piante, passa il tutto al setaccio) e conservare la polvere in un vasetto di vetro. Al momento dell'uso, aggiungerai soli gli oli indicati. Non utilizzare il prodotto durante la gravidanza.

Ti ricordo che per ottenere più rapidamente i risultati sperati, devi utilizzare:

- olio snellente;
- bagnodoccia snellente;
- fango snellente rassodante.

E seguire queste poche regole:

- muoviti tutti i giorni;
- utilizza l'olio almeno una volta al giorno, meglio la sera prima di dormire, massaggiandolo fino al completo assorbimento;
- usa il bagnodoccia tutti i giorni e il fango almeno una volta a settimana;
- segui un'alimentazione sana e controllata, senza grassi inutili;
- bevi almeno 1,5 litri di acqua al giorno;
- sostituisci, almeno la sera, il pane con dei cracker integrali;
- utilizza piatti più piccoli, in modo da ridurre le dosi;
- non privarti dei tuoi cibi preferiti, ma ricorda di limitare le quantità.

SEGRETO n. 4: sentirsi in forma, liberi di indossare tutto, o quasi, fa sentire più giovani, e il modo per raggiungere i nostri

obiettivi è praticare movimento costantemente e avere un'alimentazione equilibrata.

Denti più bianchi in modo naturale

Un sorriso con denti bianchi e splendenti è sicuramente sinonimo di bellezza e giovinezza. Possiamo sbiancarli in modo naturale, spendendo solo pochi euro. Ti svelerò il mio sistema per avere denti più bianchi, anche perché i trattamenti tanto pubblicizzati non sono poi così efficaci come dicono.

Trattamento n. 1

- 10 gr di salvia macinata
- 50 gr di bicarbonato
- 7 gocce di olio essenziale di menta
- 7 gocce di olio essenziale di limone
- 3 gocce di olio essenziale di cannella
- 1 barattolo di vetro

Passa la salvia secca e il bicarbonato nel macinacaffè in modo da polverizzarli. Aggiungi gli oli essenziali e mescola per qualche minuto. Conserva in un barattolo di vetro. **Non infilare lo spazzolino bagnato dentro la confezione**, ma preleva una piccola quantità al momento dell'utilizzo con un cucchiaino asciutto.

Trattamento n. 2

- 5 gr di salvia macinata finissima
- 5 gr di menta macinata finissima
- 50 gr di bicarbonato
- 3 gr di cannella in polvere
- 1 barattolo di vetro

Passa tutte le erbe e il bicarbonato nel macinacaffè in modo da polverizzarli. Aggiungi gli oli essenziali e mescola per qualche minuto. Conserva in un barattolo di vetro. **Non infilare lo spazzolino bagnato dentro la confezione**, ma preleva una piccola quantità al momento dell'utilizzo con un cucchiaino asciutto.

Trattamento n. 3

- 50 gr di bicarbonato

- 30 gr di amido di riso o mais
- 20 gr di argilla verde
- Un cucchiaio di acido citrico
- 1 barattolo di vetro

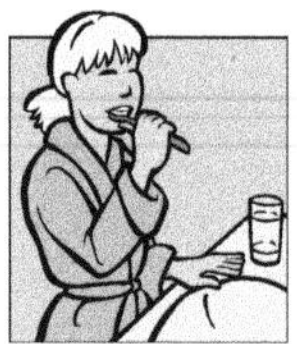

Il procedimento è identico a quelli precedenti. Abbi cura di non bagnare il composto, ma di tenerlo ben riparato in un contenitore di vetro.

Trattamento n. 4

Lavare e sbucciare un limone biologico maturo e poi tagliarlo a fette. Prendere una fettina di limone per volta, passarla su del bicarbonato e strofinare sui denti.

Prova uno a uno tutti i trattamenti, in modo da scegliere il tuo preferito. Ricordati che denti bianchi e sani fanno sentire più giovani e belli!

SEGRETO n. 5: un bel sorriso è sinonimo di giovinezza. Quante volte ci capita di rimanere affascinati da una persona solo per i suoi bellissimi denti bianchi e splendenti?

RIEPILOGO DEL CAPITOLO 1:

- SEGRETO n. 1: il trucco pesante fa sembrare più grandi, non a caso le ragazze molto giovani si truccano in modo elaborato. Bisogna nascondere i difetti cercando di ottenere un risultato naturale.
- SEGRETO n. 2: i capelli sono importanti per un aspetto più giovane, quindi il segreto è nascondere quelli bianchi.
- SEGRETO n. 3: cambiare look sembra una cosa di poco conto, ma non è così. È uno dei fattori più importanti a livello psicologico. Per mantenersi giovani è indispensabile avere sempre stimoli diversi.
- SEGRETO n. 4: sentirsi in forma, liberi di indossare tutto, o quasi, fa sentire più giovani, e il modo per raggiungere i nostri obiettivi è praticare movimento costantemente e avere un'alimentazione equilibrata.
- SEGRETO n. 5: un bel sorriso è sinonimo di giovinezza. Quante volte ci capita di rimanere affascinati da una persona solo per i suoi bellissimi denti bianchi e splendenti?

CAPITOLO 2:

Come ridurre lo stress in modo naturale

Il sonno ha un'importanza fondamentale per ridurre lo stress. Dormire bene è importante per essere più belli e sembrare più giovani. Spesso però, a causa di svariate problematiche, tendiamo a dormire male e poco. In questi casi la natura e, nello specifico, alcune piante ci possono aiutare.

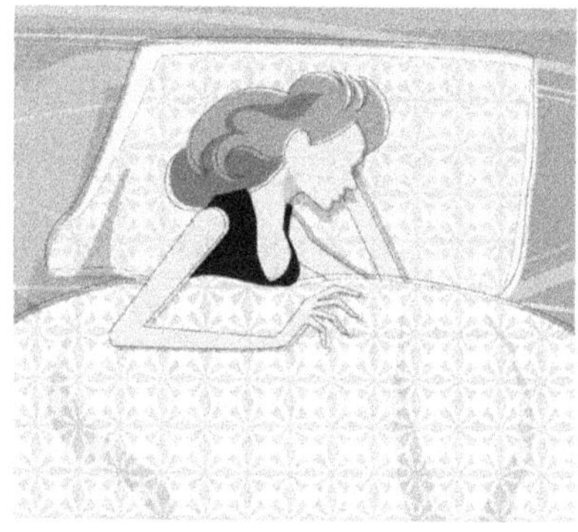

La camomilla

È il rimedio più classico per aiutarti a dormire. I suoi fiori contengono una buona percentuale di flavonoidi e ha un effetto

calmante e sedativo, ma l'assunzione di un infuso troppo forte, ad esempio più di due bustine, può provocare l'effetto contrario. Per i più pigri esistono in commercio anche delle cialde monodose da utilizzare con la macchina del caffè.

La melissa

È indicata per le persone che impiegano troppo tempo per addormentarsi. L'effetto calmante non è molto forte. Se presa al massimo un'ora prima di andare a letto migliora la qualità del sonno, con meno probabilità di risvegli notturni.

Il tiglio

È indicato per le persone nervose, che non solo non riescono a dormire bene a causa di un'eccessiva ansia, ma che hanno anche problemi di stomaco di tipo nervoso. Non provoca sonnolenza durante il giorno ed è adatto anche ai bambini.

In commercio ci sono bustine già pronte all'uso, con queste tre piante indicate: camomilla, melissa e tiglio a un costo veramente irrisorio. Le trovi al supermercato.

Passiflora incarnata

Questa pianta è indicata per coloro che faticano ad addormentarsi perché troppo persi in troppe riflessioni. Regola il sonno in modo del tutto naturale, ha un effetto simile a un blando sonnifero ma non provoca il tipico stordimento. Consiglio di assumerla la sera poche ore prima di dormire. Puoi trovarla in farmacia o in erboristeria, in bustine o gocce. Non utilizzare durante la gravidanza.

Il mio consiglio, un po' per tutte le piante indicate, è di comprare le bustine già pronte: con la vita di oggi, frenetica e piena di mille cose da fare è molto più pratico. Le puoi trovare in farmacia, in erboristeria e anche al supermercato.

Come preparare un infuso

Metti dell'acqua bollente in una tazza di ceramica, aggiungi un filtro e lascialo in infusione per 3-5 minuti. Se lo desideri, puoi aggiungere miele, zucchero normale o di canna.

Scegli le piante più adatte a te e ricorda che riposare bene aiuta a essere più giovani, belli e di buon umore.

SEGRETO n. 6: le piante, spesso sottovalutate, sono più efficaci di molti sistemi chimici per aiutarci a dormire.

Alcune piante, anche le più innocue, sono sconsigliate in alcuni casi, come durante la gravidanza. Ti consiglio quindi di chiedere sempre un parere in farmacia o in erboristeria.

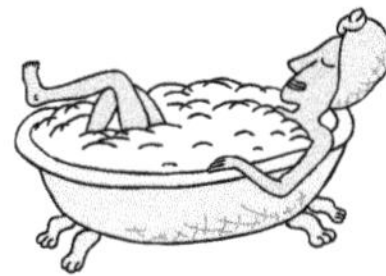

Rilassarsi con un bagno naturale

Le piante sono spesso trascurate ed è un vero peccato perché il loro effetto curativo è meglio di molti sistemi chimici. Anche per uso esterno danno ottimi risultati. Se non ami le tisane, ti consiglio un bel bagno di 15 minuti prima di andare a letto.

Di seguito alcune ricette naturali per personalizzare il tuo bagnoschiuma. Puoi renderlo rilassante, piacevole e con effetti anti-stress, utilizzando oli essenziali o piante secche.

Bagnodoccia rilassante con oli essenziali di lavanda e camomilla

- 100 gr di bagnoschiuma neutro delicato naturale
- 20 gr olio vegetale a scelta
- 10 gocce di olio essenziale di camomilla
- 10 gocce di olio essenziale di lavanda

Per un'efficacia maggiore, è preferibile l'uso di una spugna da massaggio, leggermente ruvida. Agitare prima dell'uso.

Olio da massaggio rilassante con oli essenziali di lavanda e camomilla

- 100 gr di olio a piacere (meglio se di riso o di girasole)
- 10 gocce di olio essenziale di camomilla
- 10 gocce di olio essenziale di lavanda

Ti suggerisco, per facilitare l'uso, di mettere il composto in una confezione vuota di shampoo, o bagnoschiuma, da 200 ml, con la giusta etichetta adesiva che ne riporti il contenuto. Agitare prima dell'uso.

Sali da bagno rilassanti con oli essenziali di lavanda e camomilla

- 1 kg di sale grosso da cucina normale, iodato o integrale
- 20 gr di olio vegetale a scelta
- 20 gocce di olio essenziale di camomilla
- 30-40 gocce di olio essenziale di lavanda
- Colorante alimentare a piacere (facoltativo)

Mescola gli oli essenziali con quello vegetale, se desideri dargli un colore aggiungi i coloranti scelti. Mischia il tutto insieme al sale, per alcuni minuti.

Scrub al sale rilassante con olio essenziale di lavanda

- 250 gr di sale fino da cucina normale, iodato o integrale
- 50 gr di amido di riso o mais
- Olio di riso o altro olio vegetale q.b. per amalgamare

- 10 gocce di olio essenziale di lavanda
- 5 gocce di olio essenziale di camomilla

Unisci gli oli essenziali a quello vegetale e mescola il tutto insieme al sale per alcuni minuti.

Bagnodoccia anti-ansia all'olio essenziale di arancio dolce

- 100 gr di bagnoschiuma neutro delicato naturale
- 20 gr di olio vegetale a scelta
- 30 gocce di olio essenziale di arancio dolce

Bagnodoccia con arancia fresca

- 100 gr di bagnoschiuma neutro delicato naturale di colore bianco
- 20 gr di olio vegetale a scelta
- 1 scorza di arancia dolce biologica (solo la parte arancione)

Lascia macerare la scorza d'arancia nel bagnoschiuma e olio per tre ore (utilizza un vasetto di vetro). Filtra il composto usando o un foglio di garza grande, oppure un pezzetto di collant (dovrà essere di color bianco, ben lavato e asciutto). Cerca, per quanto ti è possibile, di recuperare il bagnoschiuma. Usa il composto subito o al massimo entro 3 giorni, intanto conservalo in frigo.

Per un'efficacia maggiore, è preferibile l'uso di una spugna da massaggio leggermente ruvida.

Olio da massaggio anti-ansia all'arancio dolce

- 100 gr di olio a piacere (meglio se di riso o di girasole)
- 20 gocce olio essenziale di arancio dolce

Conservalo in una bottiglietta (anche in plastica) da almeno 200 ml e ricorda di agitarlo prima dell'uso.

Sali da bagno anti-ansia all'arancio dolce

- 1 kg di sale grosso da cucina normale, iodato o integrale
- 20 gr olio vegetale a scelta
- 50 gocce di olio essenziale di arancio dolce
- Colorante alimentare a piacere (facoltativo)

Sciogli gli oli essenziali in quello vegetale e, se desideri dargli una tonalità, aggiungi i coloranti scelti. Mescola il tutto insieme al sale per alcuni minuti. Ti ricordo che i sali da bagno sono un buon anti-stress: abbassano la pressione, depurano, ammorbidiscono la pelle e tonificano.

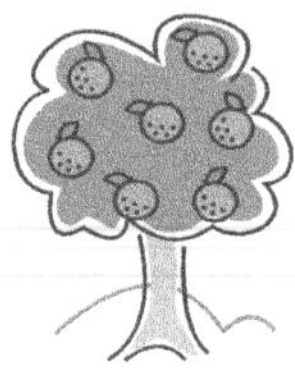

Scrub al sale anti-ansia all'arancio dolce

- 250 gr di sale fino da cucina normale, iodato o integrale
- 50 gr di amido di riso o mais
- Olio di riso o di girasole estratto a freddo, q.b. per amalgamare
- 20 gocce di olio essenziale di arancio dolce

Mescola l'olio essenziale con quello vegetale. Unisci il tutto al sale, per alcuni minuti. I sali da bagno sono un buon anti-stress: abbassano la pressione, depurano, ammorbidiscono la pelle e tonificano. Si sconsiglia l'uso del prodotto durante la gravidanza.

Bagnodoccia rilassante al mandarino rosso

- 100 gr di bagnoschiuma neutro delicato naturale

- 20 gr olio vegetale a scelta
- 20 gocce olio essenziale di mandarino rosso

Conservalo in una bottiglietta da 200 ml e utilizza una spugna da massaggio, leggermente ruvida, per sfruttarne al massimo l'efficacia.

Bagnodoccia con mandarino fresco

- 100 gr di bagnoschiuma neutro delicato naturale di colore bianco
- 20 gr di olio vegetale a scelta
- 1-2 scorze di mandarino biologico (solo la parte arancione)

Lascia a macerare la scorza di mandarino nel bagnoschiuma e l'olio per tre ore in un vasetto di vetro. Filtra il composto usando o un foglio di garza grande, oppure un pezzetto di collant nuovo. Cerca, per quanto ti è possibile, di recuperare il bagnoschiuma. Da utilizzare subito o al massimo entro tre giorni econservare in frigo.

Olio da massaggio rilassante al mandarino rosso

- 20 gocce olio essenziale di mandarino rosso
- 100 gr di olio a piacere (meglio se di riso o di girasole)

Sali da bagno rilassanti al mandarino rosso

- 1 kg di sale grosso da cucina normale, iodato o integrale
- 20 gr di olio vegetale a scelta
- 50 gocce di olio essenziale di mandarino rosso
- Colorante alimentare a piacere (facoltativo)

Sciogli gli oli essenziali in quello vegetale e, se desideri colorarli, aggiungi i coloranti scelti. Mescola il tutto insieme al sale per alcuni minuti.

Scrub rilassante al sale e mandarino rosso

- 250 gr di sale fino da cucina normale, iodato o integrale
- 50 gr di amido di riso o mais
- Olio di riso o altro olio vegetale q.b. per amalgamare
- 20 gocce di olio essenziale di mandarino rosso

Bagnodoccia rilassante alla camomilla e lavanda

- 100 gr di bagnoschiuma neutro delicato naturale di colore bianco
- 10 gr di olio vegetale a scelta
- 5 gr di camomilla (o alcune bustine)
- 5 gr di lavanda

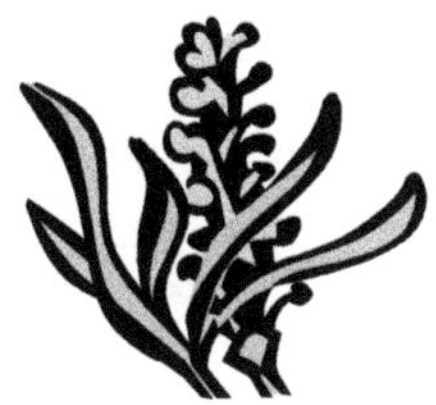

Lascia macerare le piante nel bagnoschiuma per 3 ore in un vasetto di vetro. Filtra il composto usando o un foglio di garza grande oppure un pezzetto di collant nuovo. Anche questo va usato subito, o comunque, entro tre giorni e conservato in frigorifero.

Olio da massaggio al profumo di Sicilia

- 100 gr di olio a piacere (meglio se di riso o di girasole)
- Olio essenziale di neroli a piacere (se di buona qualità bastano 10 gocce)

Quest'olio ha un effetto distensivo, rilassa e ha un profumo meraviglioso. L'unico problema è che l'olio essenziale di neroli è tra i più costosi. I fiori d'arancio, da cui è estratto, alleviano il nervosismo, l'ansia e la depressione. Ha un'azione calmante ed è utile in caso di insonnia.

Sali da bagno al profumo di Sicilia

- 1 kg di sale grosso da cucina normale, iodato o integrale
- 20 gr olio vegetale a scelta (meglio se di riso o di girasole)
- 20 gocce di olio essenziale di neroli
- Colorante alimentare a piacere (facoltativo)

Sciogli l'olio essenziale nel vegetale e, se lo desideri, aggiungi il colorante. Mescola il tutto insieme al sale per alcuni minuti.

Scrub al sale al profumo di Sicilia

- 250 gr di sale fino da cucina normale, iodato o integrale
- 50 gr di amido di riso o mais
- Olio di riso o altro olio vegetale q.b. per amalgamare
- 5 gocce di olio essenziale di neroli

SEGRETO n. 7: ricorda che un buon bagno la sera, insieme ai consigli indicati, potrà essere il tuo migliore amico per aiutarti a combattere lo stress.

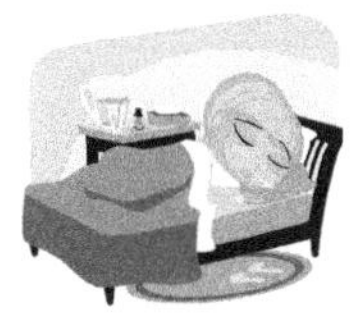

Il sonnellino riparatore di bellezza

Il sonno è importante per il benessere e la bellezza. Dormire poco e male significa essere irritabili, stanchi e con la vista indebolita. La pelle appare spenta, siamo distratti ed anche le cose più semplici diventano difficili. Quando si è particolarmente stressati è necessario, per sé e per la propria bellezza, un sano e tranquillo riposo. Ogni tanto dedicati solo a te per un giorno intero!

SEGRETO n. 8: ricorda che ogni tanto bisogna staccare la spina e prendersi un giorno libero da dedicare a se stessi.

RIEPILOGO DEL CAPITOLO 2:

- SEGRETO n. 6: le piante, spesso sottovalutate, sono più efficaci di molti sistemi chimici per aiutarci a dormire.
- SEGRETO n. 7: ricorda che un buon bagno la sera, insieme ai consigli indicati, potrà essere il tuo migliore amico per aiutarti a combattere lo stress.
- SEGRETO n. 8: ricorda che ogni tanto bisogna staccare la spina e prendersi un giorno libero da dedicare a se stessi.

CAPITOLO 3:
Come migliorare l'aspetto della pelle con l'aiuto della natura

Olio e burro vegetali: alleati di bellezza

Gli oli e i burri vegetali sono i migliori per avere una pelle più giovane, morbida, liscia, bella e idratata. **La pelle va nutrita tutti i giorni** e non solo quella del viso ma di tutto il corpo. Come noi abbiamo bisogno di cibo, anche lei necessita di determinate sostanze.

Nelle pagine seguenti, cercherò di elencarti le caratteristiche di alcuni oli e burri, in modo che tu possa scegliere quelli a te più appropriati.

SEGRETO n. 9: ci sono tantissimi oli e burri vegetali, ognuno con le proprie funzioni, ed è un vero peccato non provarli tutti.

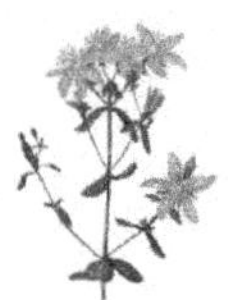

Olio d'iperico

L'olio d'iperico si ottiene tramite macerazione della pianta fresca. È di colore rosso scuro e le sue proprietà lo rendono adatto a molteplici utilizzi. Allevia i **dolori articolari** e **reumatici**, rinvigorisce e tonifica. Molto efficace nel **trattamento delle scottature,** il suo potere **cicatrizzante** lo rende utile nel curare le piccole ferite.

È indicato per tutti i tipi di pelle. Si consiglia di utilizzarlo la sera e comunque di non esporsi al sole dopo l'applicazione in quanto è fortemente fotosensibilizzante.

Balsamo labbra in stick cicatrizzante all'olio d'iperico

- 11 gr di cera d'api
- 8 gr di olio d'iperico
- 5 gr di olio di riso
- 3 gr di olio extravergine d'oliva estratto a freddo
- 3 gr di olio di ricino
- 1 capsula di vitamina E (facoltativo)

Sciogliere la cera d'api insieme agli oli a bagnomaria. Puoi conservare il composto in un barattolino o riempire stick vuoti, quando è ancora caldo.

Olio di ricino

Quest'olio si ottiene per spremitura a freddo. Contiene un acido detto ricinoleico più l'acido stearico e palmitico. L'olio di ricino **rende i capelli lucenti e più forti**. Se applicato tutte le sere con uno spazzolino da mascara (lavato accuratamente e utilizzato per tale scopo) **rende le ciglia più forti, lucide** e le aiuta a essere più **folte**. Puoi unirlo al 3-5% allo shampoo (ad esempio: per 100 gr di shampoo, utilizzate 3 gr di olio ricino, per capelli normali e 5 gr per quelli secchi). I tuoi capelli diventeranno più lucidi, morbidi e belli, te ne saranno grati, infinitamente!

Balsamo labbra in stick nutriente all'olio di ricino

- 10 gr di cera d'api
- 8 gr di olio di ricino
- 7 gr di olio di riso
- 5 gr di olio di girasole estratto a freddo
- 2-3 gocce di olio essenziale di arancio dolce (facoltativo)

- 1 capsula di vitamina E (facoltativo)

Sciogliere la cera d'api a bagnomaria con gli oli. Puoi conservarlo in un barattolino o, a composto ancora caldo, riempire stick vuoti.

SEGRETO n. 10: ricorda che anche la nostra cute ha bisogno di variare menù, come noi amiamo provare sapori nuovi anche lei apprezza le novità.

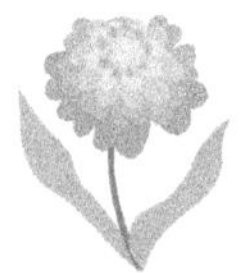

Olio di calendula

Dalla macerazione dei fiori di calendula si ricava un olio lenitivo e protettivo, aiuta la rigenerazione dei tessuti ed è indicato per trattare piccole ferite e bruciature. La sua azione idratante lo rende ideale per ammorbidire la pelle screpolata e arrossata. È un olio molto delicato: si può utilizzare anche sulla pelle dei bambini.

Crema viso e corpo all'olio di calendula

- 200 ml di olio di calendula
- 20 gr di cera d'api (versione cremosa)
- 10 gr di cera d'api (versione fluida)

- 3 capsule di vitamina E (facoltativo)

Sciogliere la cera d'api insieme all'olio a bagnomaria. Si consiglia, per facilitare l'uso della versione fluida, di versarlo in una confezione vuota di acqua ossigenata con la giusta etichetta adesiva, fatta a mano o al computer.

Balsamo labbra in stick lenitivo all'olio di calendula

- 10 gr di cera d'api
- 9 gr di olio di calendula
- 8 gr di olio di ricino
- 3 gr di olio girasole estratto a freddo

Sciogliere la cera d'api a bagnomaria con gli oli. Puoi conservarlo in un barattolino o, a composto ancora caldo, riempire stick vuoti.

Olio di borragine

L'olio di borragine è utile per rigenerare la pelle e protegge dall'inquinamento atmosferico, oltre a essere ottimo per mantenere l'idratazione. Riduce la formazione di rughe e di smagliature. Purtroppo ha un odore poco piacevole, però possiede caratteristiche diverse rispetto ad altri oli. Io lo consiglio, se lo trovi di ottima qualità, aggiunto in piccola percentuale alla crema viso o corpo.

Crema corpo all'olio di borragine

- 80 gr di olio extravergine d'oliva estratto a freddo
- 20 gr di olio di borragine
- 10 gr di cera d'api (versione cremosa)
- 5 gr di cera d'api (versione fluida)
- 5 gocce di olio essenziale di cannella (facoltativo ma da evitare durante la gravidanza)
- 3 capsule di vitamina E (facoltativo)

Sciogliere la cera d'api insieme all'olio a bagnomaria. Appena si sarà raffreddato aggiungere l'olio essenziale e le capsule di vitamina E. Basta utilizzarne piccolissime quantità, prima di dormire, su tutto il corpo o dopo la doccia.

Olio di mandorle dolci

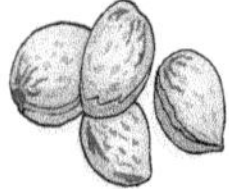

L'olio di mandorle è tra i più utilizzati nella cura del corpo. Si ottiene tramite spremitura a freddo e, se riesci a trovarlo di buona qualità, è utilissimo per variare il menù della pelle. È molto emolliente, lenitivo e nutriente. Indicato per chi ha la pelle sensibile, può essere applicato anche sulle labbra screpolate, le idrata e protegge dal freddo.

Balsamo labbra in stick protettivo ed emolliente all'olio di mandorle dolci

- 12 gr di cera d'api
- 8 gr di olio di mandorle dolci
- 5 gr di olio di riso
- 3 gr di olio di girasole estratto a freddo
- 2 gr di olio di ricino
- 2-3 gocce di olio essenziale di arancio dolce (facoltativo)
- 1 capsula di vitamina E (facoltativo)

Sciogliere la cera d'api insieme agli oli a bagnomaria. Puoi conservarlo in barattolo o versare il composto caldo in stick vuoti.

Crema viso e corpo all'olio di mandorle

- 200 ml di olio di mandorle dolci
- 20 gr di cera d'api (versione cremosa)

- 10 gr di cera d'api (versione fluida)
- Olio essenziale a piacere (opzionale)
- 3 capsule di vitamina E (facoltativo)

Sciogliere la cera d'api insieme all'olio a bagnomaria. Appena si sarà raffreddato aggiungere l'olio essenziale e le capsule di vitamina E.

Olio d'oliva

È sicuramente quello più facilmente reperibile. L'olio d'oliva, oltre a essere il più usato in cucina, ha tantissime proprietà cosmetiche, è un vero peccato per chi non ne apprezza l'odore. Ottimo per la **cura dei capelli**, contro la debolezza e la caduta, perché riesce a nutrire in profondità il bulbo e lo rende più forte. Ricco di fitosteroli che favoriscono il rinnovamento naturale della pelle, l'olio d'oliva è **lenitivo** e **tonificante**. Indicato per **pelli secche**, **disidratate**, con **rughe** e **smagliature**. Inoltre, ha un buon potere **emolliente** e **ammorbidente**. Può essere utilizzato sia per il viso sia per il corpo. Io ne consiglio l'uso il più spesso possibile. Lascia la pelle morbida e luminosa. Se vuoi iniziare fin da subito un trattamento di bellezza anti-rughe, applicalo abbondantemente sul viso la sera prima di dormire. Io l'utilizzo anche prima di fare sport in quanto, con la sudorazione, si assorbe più facilmente. Ottimo se applicato in piccole dosi dopo la doccia.

Balsamo labbra in stick all'olio d'oliva

- 12 gr di cera d'api
- 8 gr di olio extravergine d'oliva estratto a freddo
- 5 gr di olio di riso
- 5 gr di olio di girasole estratto a freddo
- 2-3 gocce di olio essenziale di arancio dolce (facoltativo)
- 1 capsula di vitamina E (facoltativo)

Sciogliere la cera d'api insieme agli oli a bagnomaria. Si conserva in barattolo o nei contenitori degli stick per labbra.

Crema viso e corpo all'olio d'oliva

- 200 gr di olio d'oliva
- 20 gr di cera d'api (versione cremosa)
- 10 gr di cera d'api (versione fluida)
- Olio essenziale a piacere (facoltativo)

- 3 capsule di vitamina E (facoltativo)

Sciogliere la cera d'api insieme all'olio a bagnomaria. Ti suggerisco, per facilitare l'uso, di mettere il composto in una confezione vuota di acqua ossigenata con la giusta etichetta adesiva che ne riporti il contenuto.

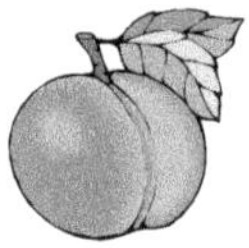

Olio di pesca

L'olio di pesca è estratto a freddo dal nocciolo del frutto. È ricco in vitamine A ed E. Ha proprietà emollienti, lenitive e idratanti. È leggero e facilmente assorbito dall'epidermide. È indicato anche per l'idratazione della pelle delicata dei bambini e per quelle sensibili e secche.

Balsamo labbra in stick idratante ed emolliente all'olio di pesca

- 4 gr di cera d'api
- 5 gr di olio di pesca
- 1 gr di olio di ricino
- 1 capsula di vitamina E (facoltativo)

Sciogliere la cera d'api insieme agli oli a bagnomaria. Come anche gli altri, puoi conservarlo in barattolo o farne uno stick sempre pronto all'uso.

Crema viso e corpo all'olio di pesca

- 100 gr olio di pesca
- 10 gr di cera d'api (versione cremosa)
- 5 gr di cera d'api (versione fluida)
- 2 capsule di vitamina E (facoltativo)

Sciogliere la cera d'api insieme all'olio a bagnomaria. Basta utilizzarne piccolissime quantità, sia sul viso prima di dormire che su tutto il corpo la sera o dopo la doccia.

Crema viso e corpo all'olio di pesca e albicocca

- 50 gr olio di pesca
- 50 gr olio di albicocca
- 10 gr di cera d'api (versione cremosa)
- 5 gr di cera d'api (versione fluida)
- 2 capsule di vitamina E (facoltativo)

Sciogliere la cera d'api insieme all'olio a bagnomaria. Basta utilizzarne una piccola quantità, sia per viso sia per tutto il corpo. Meglio la sera o dopo la doccia. Il profumo di questa crema olio è ottimo!

Olio di albicocca

È ottenuto dalla spremitura a freddo dei noccioli di albicocca. È un olio leggerissimo e ricco di antiossidanti, acidi insaturi e vitamina E. Ottimo per massaggi antismagliature. Per il viso è utile sia per le pelli miste sia secche perché stimola la produzione di sebo. È emolliente e nutriente, quindi adatto nel trattamento delle rughe e favorisce l'elasticità della pelle. Non è molto untuoso ed è di facile assorbimento. Si può utilizzare come struccante: è molto delicato e riesce a togliere anche prodotti resistenti all'acqua! Applicato sui capelli, come maschera prima di lavarli, li rende lucidi e morbidi. Quest'olio è versatile e protegge la pelle anche dal sole e dal freddo. Io lo trovo veramente fantastico!

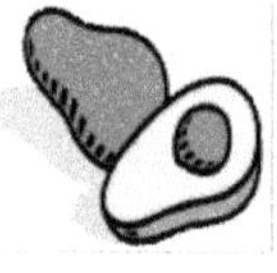

Olio di avocado

Quest'olio si assorbe facilmente. È indicato

soprattutto per le pelli secche e disidratate. Ottimo per le zone delicate dell'interno braccia e gambe. Nutre in profondità e rende la pelle elastica grazie alle vitamine A ed E. Se non riesci a trovare l'olio, puoi preparare una maschera per il corpo frullando la polpa del frutto e applicandola con massaggi rotatori sulla zona interessata per alcuni minuti.

Crema viso e corpo all'olio di avocado

- 80 gr olio di girasole estratto a freddo
- 10 gr olio di avocado
- 10 gr olio di ricino
- 10 gr olio di riso
- 10 gr di cera d'api (versione cremosa)
- 5 gr di cera d'api (versione fluida)
- Olio essenziale a piacere (opzionale)
- 2 capsule di vitamina E (facoltativo)

Sciogliere la cera d'api insieme all'olio a bagnomaria e conservare in una bottiglietta (tipo quella dell'acqua ossigenata).

Olio di rosa mosqueta

Si ottiene dalla spremitura dei semi. L'olio di rosa mosqueta è indicato per ritardare l'invecchiamento della pelle e prevenire le macchie di vecchiaia. Utilizzatissimo per la cura delle smagliature, attenua le piccole rughe e idrata la pelle secca. Ottimo come doposole e in caso di scottature. Puoi anche potenziare la crema viso aggiungendone piccole quantità.

Olio di soia

Credo che l'olio di soia sia uno dei migliori tra quelli poco costosi. Pensa che il prezzo di un litro ottenuto da estrazione a freddo si aggira intorno ai quattro euro. In caso di necessità, si può utilizzare anche il classico olio di soia per uso alimentare: il suo costo a volte è anche sotto l'euro. Certo, rispetto al primo è meno concentrato, ma è comunque molto meglio di tante creme piene di sostanze chimiche che invece di migliorare la pelle la rovinano di più! Utilizzato dopo la doccia sul corpo bagnato è ottimo: crea un'emulsione simile a una crema e lascia la pelle morbida e setosa. Contiene fitosteroli che stimolano il naturale rinnovamento epidermico. Io ne consiglio l'utilizzo se sei in un periodo in cui senti la pelle particolarmente secca e disidratata.

Olio crema anticellulite all'olio di soia

- 100 gr di olio di soia estratto a freddo
- 15 gr di cera d'api (versione cremosa)
- 5 gr di cera d'api (versione fluida)
- 30 gocce di olio essenziale di arancio dolce
- 30 gocce di olio essenziale di limone
- 30 gocce di olio essenziale di rosmarino
- 3 capsule di vitamina E (facoltativo)

Sciogliere la cera d'api insieme all'olio a bagnomaria. Appena si sarà leggermente raffreddato aggiungere gli oli essenziali. Ne basta una piccola dose su tutto il corpo prima di dormire o dopo la doccia. Non utilizzare il prodotto durante la gravidanza.

Olio di girasole

Non è solo per uso alimentare. Pensate che un litro estratto a freddo costa meno di 5 euro. L'olio di semi di girasole spremuto a freddo è emolliente e contiene una grande percentuale di vitamina E e F. È ottimo per contrastare l'invecchiamento cellulare e proteggere la pelle. Inoltre, per chi non sopporta gli odori forti, quest'olio ne è quasi privo. È adatto a tutti i tipi di pelle, è ottimo utilizzato per massaggi ed è anticellulite miscelato agli oli essenziali.

Olio anticellulite all'olio di girasole

- 200 gr olio di girasole estratto a freddo
- 30 gocce di olio essenziale di arancio dolce
- 30 gocce di olio essenziale di limone
- 30 gocce di olio essenziale di rosmarino
- 10 gocce di olio essenziale di origano
- 10 gocce di olio essenziale di cannella
- 3 capsule di vitamina E (facoltativo)

Applicare sulle zone interessate fino al completo assorbimento. Lo consiglio dopo la doccia o la sera prima di coricarsi. Anche di questo olio è controindicato l'utilizzo durante la gravidanza o prima di esporsi al sole. Agitare prima dell'uso.

Crema viso e corpo all'olio di girasole

- 200 gr olio di girasole estratto a freddo
- 20 gr di cera d'api (versione cremosa)
- 10 gr di cera d'api (versione fluida)

- 5 gocce di olio essenziale di cannella (opzionale, ma da evitare durante la gravidanza)
- 4 capsule di vitamina E (facoltativo)

Sciogliere la cera d'api insieme all'olio a bagnomaria. Se lo desiderate, potete profumarla utilizzando fragranze alimentari per dolci e qualche goccia di olio essenziale. Si consiglia, per facilitarne l'uso, di versarla in una confezione vuota di acqua ossigenata con la giusta etichetta adesiva, fatta a mano o al computer.

Balsamo labbra in stick all'olio di girasole

- 12 gr di cera d'api
- 8 gr di olio di girasole estratto a freddo
- 4 gr di olio di ricino
- 3 gr di olio di riso
- 3 gr di olio extravergine d'oliva estratto a freddo
- 2-3 gocce di olio essenziale di mandarino o arancio dolce (opzionale)
- 1 capsula di vitamina E (facoltativo)

Sciogliere la cera d'api insieme agli oli a bagnomaria. Puoi conservarlo in un piccolo barattolino o riempire stick vuoti quando il composto, cera più olio, è ancora caldo.

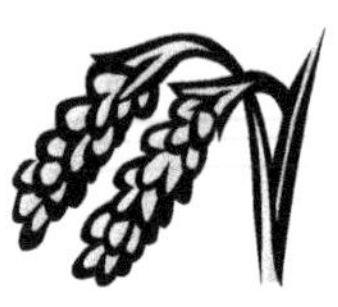

Olio di riso

L'olio di crusca di riso è un emolliente, idratante e levigante della pelle. Protegge le pelli sensibili, nutre e dona morbidezza a quelle secche. Ricco di acido oleico, linoleico, palmitico e di vitamina E. Indicato per **combattere l'invecchiamento cutaneo**, le rughe e la perdita di elasticità.

Balsamo labbra in stick all'olio di riso

- 12 gr di cera d'api
- 7 gr di olio di riso
- 5 gr di olio di girasole
- 4 gr di olio extravergine d'oliva estratto a freddo
- 2 gr di olio di ricino
- 2-3 gocce di olio essenziale di mandarino o arancio dolce (opzionale)
- 1 capsula di vitamina E (facoltativo)

Olio di riso in crema

- 200 gr di olio di riso
- 30 gr cera d'api
- 20 gocce di olio essenziale di arancio dolce
- 3 capsule di vitamina E (facoltativo)

Sciogliere la cera d'api insieme all'olio a bagnomaria. Se lo desideri, puoi profumarla utilizzando fragranze alimentari per dolci e qualche goccia di oli essenziali. Ideale sia per il viso che per il corpo. Puoi applicare questa crema delicata anche sulle labbra.

Burro di karité

Questo burro si ottiene dai semi del frutto di karité. Il prodotto è indicato soprattutto per la pelle screpolata e arrossata, contiene un'alta percentuale di in saponificabili, le quali stimolano la produzione di collagene ed elastina rendendo la pelle elastica e giovane. È ricco anche di vitamine A, B, E e F. Ammorbidisce la pelle e la protegge dagli agenti atmosferici.

Utile per i rossori e i pruriti estivi. Una piccola quantità dopo la doccia rende l'epidermide morbida e idratata. Applicalo sulla pelle ruvida dei gomiti e dei piedi, dopo qualche giorno vedrai la differenza.

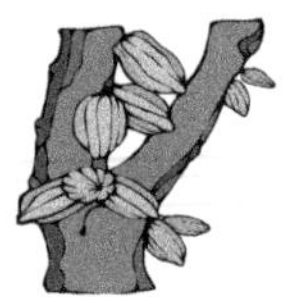

Burro di cacao

Il burro di cacao non ha bisogno di parole. È sicuramente il più conosciuto per la cura delle labbra. Ottenuto dei semi del cacao è emolliente, nutritivo e contiene vitamina E.

Balsamo labbra con burro di cacao e karité

- 10 gr di cera d'api
- 10 gr di burro di karité'
- 5 gr di burro di cacao
- 3 gr di olio extravergine d'oliva estratto a freddo
- 2 gr di olio di ricino
- 2-3 gocce di olio essenziale di arancio dolce (facoltativo)
- 1 capsula di vitamina E (facoltativo)

Sciogliere la cera d'api insieme agli oli a bagnomaria. Puoi conservarlo in barattolo o in un contenitore stick.

Olio in crema anti-rughe e smagliature al burro di cacao

- 180 gr di olio extravergine d'oliva estratto a freddo
- 50 gr di olio di soia estratto a freddo
- 20 gr di burro di cacao
- 20 gr di burro di karité
- 30 gr di cera d'api
- 5 gr di glicerina vegetale
- 15 gocce di olio essenziale di arancio dolce
- 15 gocce di olio essenziale di mandarino rosso
- 15 gocce di olio essenziale di rosmarino
- 20 gocce di olio essenziale di limone
- 10 gocce di olio essenziale di geranio
- 10 gocce di olio essenziale di lavanda
- 3 capsule piccole di vitamina E (tocoferolo)

Per la vitamina E accertati che sia di origine vegetale. Di solito gli ingredienti delle capsule dovrebbero essere: olio di semi di soia o altro olio vegetale, D-alfa tocoferolo, gelatina, glicerina per il rivestimento. La trovi in erboristeria o in farmacia nella categoria degli integratori.

Sciogli nell'olio i burri e la cera d'api, a bagnomaria. Appena si sarà raffreddato unisci gli oli essenziali. Ne basta una piccolissima quantità prima di dormire o dopo la doccia. Non utilizzare il prodotto durante la gravidanza.

Olio in crema anti-smagliature

- 100 gr di olio extravergine d'oliva estratto a freddo
- 70 gr di olio di mandorle dolci
- 60 gr di olio di soia estratto a freddo
- 50 gr di olio di riso
- 30 gr di burro di cacao
- 20 gr di burro di karité
- 50 gr di cera d'api
- 10 gr di glicerina vegetale
- 10 gr di olio di girasole estratto a freddo
- 15 gocce di olio essenziale di arancio dolce
- 15 gocce di olio essenziale di mandarino rosso
- 10 gocce di olio essenziale di geranio

- 10 gocce di olio essenziale di lavanda
- 6 capsule piccole di vitamina E

Sciogli i burri e la cera d'api nell'olio a bagnomaria. Appena si sarà leggermente raffreddato aggiungi gli olî essenziali e la vitamina E. Basta utilizzarne piccolissime quantità prima di dormire e dopo la doccia.

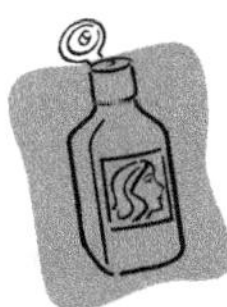

Ti ricordo che se vuoi dare una consistenza più omogenea a tutte le tue creme olio, sia fluide che compatte, puoi utilizzare un frullatore a immersione quando il composto (olio più cera) è ancora caldo.

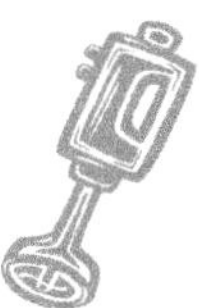

Oltre ad amalgamate amalgamare meglio gli ingredienti, questo darà al composto un aspetto più fine e una tonalità più chiara.

La consistenza delle creme, sia fluide che cremose, tende a variare in base alla situazione climatica (nella stagione invernale, ad esempio, le fluide sono soggette a diventare più cremose). Si consiglia di attendere che si raffreddino prima di scegliere il contenitore più idoneo.

In tutte le ricette del balsamo labbra o degli oli in crema puoi aggiungere qualche capsula di vitamina E, ti ricordo di accertarti sempre della sua origine naturale.

La vitamina E e gli oli essenziali vanno aggiunti sempre quando il composto cera più olio si sarà leggermente raffreddato. Per facilitare l'uscita dell'olio contenuto nella capsula, fa' un piccolo foro con uno stecchino. È disponibile anche in versione gocce. Una capsula equivale a 2-3 gocce.

Sistema di cottura a bagnomaria

Il bagnomaria è un sistema di cottura utile per controllare la temperatura ed è adoperato per sciogliere la cioccolata, il burro, per scaldare i cibi ma anche per cucinare svariate pietanze. Per la preparazione delle creme indicate nelle pagine precedenti, questo sistema è quasi insostituibile sciogliere nel trattamento della cera d'api.

Come si cuoce a bagnomaria

Prendi una pentola piccola, riempila fino a metà di acqua, coprila con un piatto fondo di ceramica, in cui avrai precedentemente messo i due ingredienti base: la cera e l'olio. Ponila sul fuoco e fa' bollire l'acqua. Appena la cera si scioglie, la crema fluida è pronta.

In commercio esistono anche degli appositi pentolini per questo tipo di cottura. Al posto del piatto, puoi usare un'altra pentola, più piccola, da inserire in quella più grande.

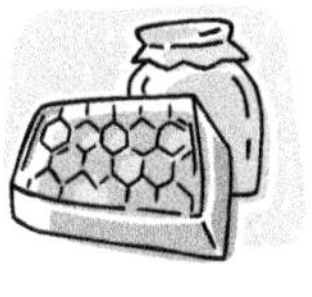

Cera d'api

La cera d'api ha svariate proprietà cosmetiche è: emolliente, idratante e nutriente. Viene largamente utilizzata nella formulazione di molti prodotti per il trucco (rossetti, matite labbra, mascara, cerette depilatorie ecc.). Ottima nel trattamento dell'epidermide secca e sensibile.

La cera d'api protegge la pelle ed è l'ideale da utilizzare abbinata agli oli vegetali. È sempre stato uno dei miei ingredienti preferiti. La puoi trovare in erboristeria oppure su tanti siti online.

La natura ci offre numerose possibilità per la cura della nostra pelle. Gli oli e i burri elencati sono il suo menù preferito! Non avvelenarla con sostanze chimiche! Nutrila in modo naturale.

SEGRETO n. 11: ama la tua pelle, nutrila tutti i giorni, non lasciarla a dieta. E lei ti dimostrerà di gradire, mostrandosi più luminosa, morbida e sana.

RIEPILOGO DEL CAPITOLO 3:

- SEGRETO n. 9: ci sono tantissimi oli e burri vegetali, ognuno con le proprie funzioni, ed è un vero peccato non provarli tutti.
- SEGRETO n. 10: ricorda che anche la nostra cute ha bisogno di variare menù, come noi amiamo provare sapori nuovi anche lei apprezza le novità.
- SEGRETO n. 11: ama la tua pelle, nutrila tutti i giorni, non lasciarla a dieta. E lei ti dimostrerà di gradire, mostrandosi più luminosa, morbida e sana.

CAPITOLO 4:
Come preparare in casa cosmetici naturali, efficaci ed economici

Il trattamento personale per ringiovanire la pelle

Per mantenere il più possibile la bellezza della tua pelle devi coccolarla costantemente con sostanze naturali. Nelle pagine seguenti ti fornirò alcune ricette base come esempio, poi starà a te usare la fantasia per crearne delle altre. Inoltre ti spiegherò nei dettagli il nostro metodo naturale per ringiovanire la pelle grazie all'esfoliazione naturale: velocizzare quest'ultima significa rallentare l'invecchiamento.

SEGRETO n. 12: in casa tutti abbiamo molti ingredienti per creare dei cosmetici su misura, gli altri li possiamo trovare facilmente in erboristeria e in farmacia.

Passiamo subito alle prime ricette per arrivare, dopo, alla ciliegina di questo capitolo.

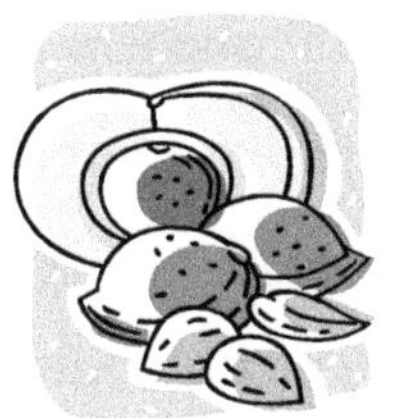

Esfoliante dolce viso e corpo alla mandorla

- 2 cucchiai di farina di mandorle, o mandorle crude da macinare
- Olio di soia o girasole estratto a freddo
- 5 gocce di olio essenziale di rosmarino (da evitare durante la gravidanza)

Applicare su viso e collo massaggiando per alcuni minuti. Dovrai ottenere una consistenza che sia facile da spalmare. Rende la pelle morbida, luminosa e ravviva il colorito, grazie all'olio essenziale di rosmarino. Per un trattamento completo su tutto il corpo raddoppia o triplica le dosi.

Esfoliante dolce viso e corpo alla mandorla e malva

- 2 cucchiai di farina di mandorle o mandorle crude da macinare
- 1 cucchiaio di farina di riso
- Infuso concentrato di malva q.b. per amalgamare

Dovrai ottenere una consistenza che sia facile da spalmare. Rende la pelle morbida e idratata. Applicare su viso e collo massaggiando per alcuni minuti. Per un trattamento completo su tutto il corpo, raddoppia o triplica le dosi.

Esfoliante corpo al mais

- 200 gr di farina di mais
- Olio vegetale a piacere q.b. per amalgamare

Impastare la farina con l'olio. Il composto va applicato su tutto il corpo durante la doccia, sulla pelle bagnata, massaggiando per alcuni minuti, insistendo sulle zone ruvide quali gomiti e piedi. Non serve utilizzare il bagnoschiuma. Lascia la pelle morbida e levigata.

Scrub viso e corpo allo zucchero di canna

- 200 gr di zucchero di canna
- Olio di riso quanto basta per amalgamare
- 10 gocce di olio essenziale di arancio dolce o limone

Dovrai ottenere una consistenza che sia facile da spalmare. Rende la pelle morbida, luminosa e leggermente più chiara.

Scrub corpo al riso

- 200 gr di riso macinato (non troppo fino)
- 100 gr di amido di riso o mais
- Olio di riso q.b. per amalgamare
- 10 gocce di olio essenziale di arancio dolce

Dovrai ottenere una consistenza che sia facile da spalmare. Rende la pelle morbida, luminosa, liscia e vellutata!

Scrub corpo rassodante al riso

- 200 gr di riso macinato (non troppo fino)
- 100 gr di amido di riso o mais
- Olio di riso quanto basta
- 30 gocce di olio essenziale di rosmarino (da evitare durante la gravidanza)

Grazie all'olio essenziale di rosmarino, rassoda e migliora la circolazione.

Scrub idratante viso e corpo alla banana

- 1 banana matura
- 100 gr di riso macinato (non troppo fino)
- 10 gr di olio di riso
- Latte intero q.b. per amalgamare

Dovrai ottenere una consistenza che sia facile da spalmare. Frulla la banana insieme al latte, aggiungi il riso macinato e l'olio e procedi con lo scrub. Applica su tutto il viso e corpo, massaggiando per alcuni minuti. Lascia la pelle morbida e idratata.

Maschera viso e corpo idratante alla banana

- 1 banana matura
- Latte intero q.b.

Dovrai ottenere una consistenza che sia facile da spalmare. Frulla la banana insieme al latte, applica su tutto il viso e corpo, massaggiando per alcuni minuti. Lascia la pelle morbida e idratata.

Maschera nutriente viso e corpo all'olio d'oliva

- 100 gr di amido di riso
- Olio d'oliva estratto a freddo quanto basta per amalgamare

Dovrai ottenere una consistenza che sia facile da spalmare. Impasta l'amido di riso con l'olio e applica su viso e collo, se vuoi anche su tutto il corpo, massaggiando per alcuni minuti. Lascia la pelle morbidissima, idratata e liscia.

Oli da massaggio personalizzati: rilassanti, tonificanti e afrodisiaci

Unendo pochi ed economici ingredienti possiamo creare un olio da massaggio personalizzato: con effetto afrodisiaco, tonificante e rilassante.

Olio al sandalo anti-ansia e afrodisiaco

- 100 gr di olio di riso o di girasole estratto a freddo
- 20 gocce di olio essenziale di sandalo
- 5 gocce di olio essenziale di salvia
- 5 gocce di olio essenziale al rosmarino
- 2 capsule di vitamina E

Il sandalo, oltre che avere proprietà afrodisiache e rilassanti, è indicato anche per la pelle secca. Agitare prima dell'uso. Non utilizzare durante la gravidanza.

Olio alla salvia rassodante e afrodisiaco

- 100 gr di olio di riso o di girasole estratto a freddo
- 20 gocce di olio essenziale di salvia
- 10 gocce di olio essenziale al rosmarino
- 5 gocce di olio essenziale di cannella
- 2 capsule di vitamina E

La salvia, oltre ad essere afrodisiaca, è indicata anche per rassodare e snellire le zone critiche del corpo. Agitare prima dell'uso. Non utilizzare durante la gravidanza.

Olio rilassante alla valeriana

- 100 gr di olio di riso o di girasole estratto a freddo
- 20 gocce di olio essenziale di valeriana

La valeriana ha spiccate proprietà rilassanti ed è indicata anche per la pelle secca e contro l'insonnia. Agitare prima dell'uso.

Olio da massaggio afrodisiaco al profumo di ylang-ylang

- 100 gr di olio di riso o di girasole estratto a freddo
- 15 gocce di olio essenziale di ylang-ylang
- 2 capsule di vitamina E

L'olio essenziale di ylang-ylang è indicato per la pelle mista e le rughe, e ha potere afrodisiaco. Agitare prima dell'uso. Non utilizzare durante la gravidanza.

Olio da massaggio rilassante anti-ansia afrodisiaco al profumo di vaniglia

- 100 gr di olio di riso o di girasole estratto a freddo
- 20 gocce di olio essenziale di vaniglia
- 2 capsule di vitamina E

L'olio essenziale di vaniglia, oltre a essere rilassante e afrodisiaco, è indicato anche per la pelle delicata. Agitare prima dell'uso.

Tutti gli oli ottenuti possono essere conservati in bottigliette di plastica, come quelle dell'acqua ossigenata, per renderne più comodo l'utilizzo.

Shampoo personalizzato: rinforzante, volumizzante, per capelli secchi, grassi e con forfora

Miscelando pochi ingredienti possiamo creare uno shampoo personalizzato: rinforzante, volumizzante, per capelli secchi, grassi e con forfora.

Gli shampoo possono essere conservati, per comodità, in bottigliette di plastica. Anche in questo caso vanno bene quelle dell'acqua ossigenata.

Shampoo rinforzante al rosmarino

- 100 gr di shampoo delicato neutro naturale
- 10 gr di olio extravergine d'oliva estratto a freddo

- 30 gocce di olio essenziale di rosmarino

L'uso regolare del prodotto ha un effetto leggermente scurente. Il rosmarino è indicato per rinforzare i capelli e combattere la forfora. Agitare prima dell'uso. Non utilizzare durante la gravidanza.

Shampoo per capelli grassi al rosmarino

- 100 gr di shampoo delicato neutro naturale
- 5 gr di olio extravergine d'oliva estratto a freddo
- 30 gocce di olio essenziale di mandarino rosso

L'olio essenziale di mandarino rosso è indicato per i capelli grassi. Inoltre il suo delicato profumo ha un'azione rilassante.

Shampoo antiforfora agli oli essenziali

- 100 gr di shampoo delicato neutro naturale
- 5 gr di olio extravergine d'oliva estratto a freddo
- 20 gocce di olio essenziale di rosmarino
- 10 gocce di olio essenziale di lavanda

L'uso regolare del prodotto rende i capelli leggermente più scuri. Il rosmarino li rinforza e combatte la forfora, la lavanda dona allo shampoo un buon profumo e ne potenzia l'effetto. Agitare prima dell'uso. Non adoperare durante la gravidanza.

Shampoo volumizzante all'aceto di Modena per riflessi ramati

- 100 gr di shampoo delicato neutro
- 10 gr di olio extravergine d'oliva estratto a freddo
- 20 gr di aceto di Modena

Rende i capelli morbidi, voluminosi, lucidi e forti. Con l'uso continuato, dona dei riflessi ramati.

Shampoo volumizzante all'aceto di mele

- 100 gr di shampoo delicato neutro
- 10 gr di olio extravergine d'oliva estratto a freddo
- 20 gr aceto di mele

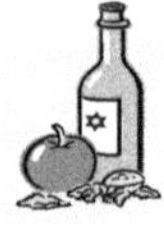

Rende i capelli morbidi, voluminosi, lucidi e forti. Si consiglia, per facilitare l'uso, di versarlo in una confezione vuota di shampoo da 200 ml con la giusta etichetta adesiva, fatta a mano o al computer. Agitare prima dell'uso.

Shampoo rinforzante all'olio di ricino per capelli secchi

- 100 gr di shampoo delicato neutro
- 5 gr di olio di ricino
- 20 gocce di olio essenziale di arancio dolce

Rende i capelli morbidi, voluminosi, lucidi e li rinforza. Con l'uso continuato, il colore tende a diventare più scuro.

Shampoo rinforzante all'olio di ricino per capelli normali

- 100 gr di shampoo delicato neutro
- 3 gr di olio di ricino
- 15 gocce di olio essenziale di arancio dolce

Rende i capelli morbidi, voluminosi, lucidi e li rinforza. Con l'uso continuato, il colore tende a diventare più scuro. Agitare prima dell'uso.

Shampoo nutriente volumizzante all'olio d'oliva

- 150 gr di shampoo delicato neutro

- 20 gr di olio extravergine d'oliva estratto a freddo
- 4-5 gocce di olio essenziale di vaniglia o una bustina di vanillina per dolci
- 4-5 gocce di olio essenziale di cannella, o mezzo cucchiaino di cannella in polvere

Rende i capelli morbidi, voluminosi, lucidi e forti. Si consiglia, per facilitare l'uso, di versarlo in una confezione vuota di shampoo da 200 ml con la giusta etichetta adesiva, fatta a mano, o al computer. Agitare prima dell'uso.

Pelle di seta in modo naturale

Per noi donne depilarsi è quasi un obbligo. Ovviamente potremmo anche non farlo e molte lo evitano nei mesi invernali. Per fortuna alcuni ingredienti naturali possono facilitarci il compito: utilizzando semplicemente dello zucchero e del succo di limone, possiamo preparare in casa il miglior metodo di depilazione.

Questo sistema esiste da tanto tempo e in molte lo usano ancora, ognuna seguendo la propria ricetta, sempre economica e adatta per chi ha la pelle sensibile e delicata. Questo metodo lascia la pelle morbida ed è meno doloroso delle cerette classiche.

Depilazione delicata allo zucchero (questa è la mia ricetta)

- 300 gr zucchero
- 100 ml di succo di limone
- 50 ml di acqua
- 10 gr di miele (facoltativo)
- 10 gocce di olio essenziale di arancio dolce (facoltativo)
- 1 barattolo di vetro

Fai cuocere tutti gli ingredienti, tranne l'olio essenziale, a fuoco molto lento, in una pentola antiaderente, mescolando spesso per evitare che si attacchi sul fondo. Lascia sul fuoco dai 10 ai 15 minuti. Non posso indicarti con precisione i tempi di cottura perché dipende dalla quantità del composto che andrai a preparare, dalla pentola utilizzata e dal tipo di fornello. Comunque, in genere, da quando inizia a bollire ci vogliono come minimo altri 3 minuti. Quando avrà un bel color miele, dovrebbe essere pronta. Lascia il composto a raffreddare leggermente e aggiungi l'olio essenziale.

Si utilizza come una normale ceretta, con o senza strisce. Assicurati che sia abbastanza appiccicosa. Quando è fredda, dovrà avere una consistenza simile alle classiche cerette a caldo: abbastanza dura, ma malleabile (prova a fare pressione sulla superficie: deve restare la forma delle dita).

Questo metodo di depilazione è ottimo ma occorre far pratica nella preparazione, non sempre riesce alla perfezione. Non scoraggiarti se la prima volta non riesci a depilarti, riprova e vedrai che troverai i tempi giusti di cottura e le dosi perfette! Si consiglia l'utilizzo dopo il bagno, o scrub. Per facilitare la depilazione, applica sulla zona interessata un po' di polvere delicata senza talco, per rendere la pelle asciutta.

Nella stagione fredda, potrà essere necessario scaldarla a bagnomaria. Dopo la depilazione è bene usare quest'olio.

Olio post-depilazione agli oli essenziali

- 200 gr di olio di riso
- 10 gocce di olio essenziale di menta peperita

- 10 gocce di olio essenziale di rosmarino
- 5 gocce di olio essenziale eucalipto

L'olio di riso idrata e ammorbidisce la pelle, la menta rinfresca, l'olio essenziale di eucalipto ha effetto cicatrizzante, il rosmarino rassoda la pelle e stimola la circolazione. Non utilizzare il prodotto durante la gravidanza. Agitare prima dell'uso.

Polveri delicate naturali senza talco

Se come me non sopporti il talco in commercio, pieno di profumazioni sintetiche, di seguito elencherò alcune ricette naturali, economiche, delicate e da personalizzare come vuoi. Basta usare un po' di fantasia!

Polvere delicata senza talco all'arancio

- 100 gr di amido di mais
- 50 gr di amido di riso
- 20 gocce di olio essenziale di arancio dolce

Mescola bene per alcuni minuti tutti gli ingredienti e la tua polvere senza talco è pronta per l'utilizzo.

Polvere delicata senza talco alla vaniglia

- 100 gr di amido di mais
- 50 gr di amido di riso
- 3/4 bustine di vanillina per dolci

Mescola bene per alcuni minuti tutti gli ingredienti e la tua polvere senza talco è pronta per l'utilizzo.

Polvere delicata senza talco alla lavanda

- 100 gr di amido di mais
- 50 gr di amido di riso
- 20 gocce di olio essenziale di lavanda

Mescola bene per alcuni minuti tutti gli ingredienti e la tua polvere senza talco è pronta per l'utilizzo.

Polvere delicata senza talco rinfrescante alla menta

- 100 gr di amido di mais

- 50 gr di amido di riso
- 10 gocce di olio essenziale alla menta

Mescola bene per alcuni minuti tutti gli ingredienti. Ha un effetto rinfrescante. Adatta per l'estate.

Polvere delicata senza talco balsamica all'eucalipto e menta

- 100 gr di amido di mais
- 50 gr di amido di riso
- 10 gocce di olio essenziale di eucalipto
- 10 gocce di olio essenziale alla menta

Mescola bene per alcuni minuti tutti gli ingredienti e la tua polvere senza talco è pronta per l'utilizzo.

Polvere delicata senza talco deodorante anti-sudore

- 100 gr di amido di mais
- 50 gr di amido di riso
- 20 gr di bicarbonato di sodio
- 10 gocce di olio essenziale di salvia
- 5 gocce di olio essenziale alla menta
- 5 gocce di olio essenziale di sandalo

Mescola bene per alcuni minuti tutti gli ingredienti e la tua polvere senza talco è pronta per l'utilizzo.

Polvere senza talco anti-odore per piedi

- 100 gr di amido di mais
- 50 gr di bicarbonato di sodio
- 10 gocce di olio essenziale di eucalipto
- 10 gocce di olio essenziale alla menta

Mescola bene per alcuni minuti tutti gli ingredienti e la tua polvere senza talco è pronta per l'utilizzo.

Crema anti-odore piedi

- 100 gr di amido di mais
- 50 gr di bicarbonato di sodio
- 10 gocce di olio essenziale di eucalipto
- 10 gocce di olio essenziale alla menta
- olio vegetale q.b. per amalgamare
- 4 capsule di vitamina E (facoltativo)
- 1 vasetto di vetro con chiusura ermetica da 150 ml

Mescola bene per alcuni minuti tutti gli ingredienti e la tua crema è pronta per l'utilizzo.

Deodoranti in stick senza alcool

Per chi non ama i deodoranti alcolici, dalla profumazione sintetica, troverà una buona alternativa nelle ricette riportate di seguito.

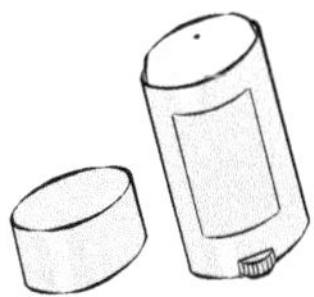

Deodorante in stick nutriente all'olio di ricino e agrumi

- 10 gr di cera d'api
- 8 gr di olio di ricino
- 7 gr di olio di riso
- 5 gr di olio di girasole estratto a freddo
- 2 cucchiaini da caffè di amido di riso o mais (2-3 gr ciascuno)
- 2 cucchiaini da caffè di bicarbonato (2-3 gr ciascuno)
- 10 gocce di olio essenziale di arancio dolce

- 6 gocce di olio essenziale di limone
- 3 gocce di olio essenziale di cedro
- 1 capsula di vitamina E

Sciogli la cera d'api insieme agli oli a bagnomaria, aggiungi l'amido e il bicarbonato, poi mescola bene. Unisci gli oli essenziali e la vitamina e continua a mescolare. Versa il composto nello stick vuoto di un deodorante già utilizzato (non dimenticare di lavarlo e disinfettarlo con alcool dei liquori) quando è ancora caldo.

Deodorante in stick lenitivo alla lavanda con olio di calendula

- 10 gr di cera d'api
- 9 gr di olio di calendula
- 8 gr di olio di riso
- 3 gr di olio di girasole estratto a freddo
- 2 cucchiaini da caffè di amido di riso o mais (2-3 gr ciascuno)
- 2 cucchiaini da caffè di bicarbonato (2-3 gr ciascuno)
- 15-20 gocce di olio essenziale di lavanda
- 1 capsula di vitamina E

Sciogli la cera d'api insieme agli oli a bagnomaria, aggiungi l'amido e il bicarbonato, poi mescola bene. Unisci gli oli essenziali e la vitamina e continua a mescolare. Versa il composto nello stick vuoto di un deodorante già utilizzato (non dimenticare di lavarlo e disinfettarlo con alcool dei liquori) quando è ancora caldo.

Deodorante in stick protettivo ed emolliente anti-sudore alla salvia e olio di mandorle dolci

- 12 gr di cera d'api
- 13 gr di olio di mandorle dolci
- 3 gr di olio di girasole estratto a freddo
- 2 gr di olio di ricino
- 2 cucchiaini da caffè di amido di riso o mais (2-3 gr ciascuno)
- 2 cucchiaini da caffè di bicarbonato (2-3 gr ciascuno)
- 20 gocce di olio essenziale di salvia
- 1 capsula di vitamina E

Sciogli la cera d'api insieme agli oli a bagnomaria, aggiungi l'amido e il bicarbonato, poi mescola bene. Unisci gli oli essenziali e la vitamina e continua a mescolare. Versa il composto nello stick vuoto di un deodorante già utilizzato (non dimenticare di lavarlo e disinfettarlo con alcool dei liquori) quando è ancora caldo. Non utilizzare durante la gravidanza.

Deodorante in stick all'eucalipto balsamico

- 12 gr di cera d'api
- 13 gr di olio di mandorle dolci
- 3 gr di olio di girasole estratto a freddo
- 2 gr di olio di ricino
- 2 cucchiaini da caffè di amido di riso o mais (2-3 gr ciascuno)
- 2 cucchiaini da caffè di bicarbonato (2-3 gr ciascuno)
- 13 gocce di olio essenziale di eucalipto
- 2 gocce di olio essenziale di menta peperita
- 5 gocce di olio essenziale di rosmarino
- 1 capsula di vitamina E

Sciogli la cera d'api insieme agli oli a bagnomaria, aggiungi l'amido e il bicarbonato, poi mescola bene. Unisci gli oli essenziali e la vitamina e continua a mescolare. Versa il composto nello stick vuoto di un deodorante già utilizzato (non dimenticare di lavarlo e disinfettarlo con alcool dei liquori) quando è ancora caldo.

Deodorante in stick al profumo mediterraneo

- 10 gr di cera d'api
- 8 gr di olio di ricino
- 7 gr di olio di riso
- 5 gr di olio di girasole estratto a freddo
- 2 cucchiaini da caffè di amido di riso o mais (2-3 gr ciascuno)
- 2 cucchiaini da caffè di bicarbonato (2-3 gr ciascuno)
- 10 gocce di olio essenziale di rosmarino
- 2 gocce di olio essenziale di origano
- 1 capsula di vitamina E

Sciogli la cera d'api insieme agli oli a bagnomaria, aggiungi l'amido e il bicarbonato, poi mescola bene. Unisci gli oli essenziali e la vitamina e continua a mescolare. Versa il composto nello stick vuoto di un deodorante già utilizzato (non dimenticare di lavarlo e disinfettarlo con alcool dei liquori) quando è ancora caldo. Questo deodorante non va utilizzato durante la gravidanza.

Deodorante in stick alla vaniglia e cannella

- 10 gr di cera d'api
- 8 gr di olio di ricino
- 7 gr di olio di riso
- 5 gr di olio di girasole estratto a freddo
- 2 cucchiaini da caffè di amido di riso o mais (2-3 gr ciascuno)
- 2 cucchiaini da caffè di bicarbonato (2-3 gr ciascuno)
- 8 gocce di olio essenziale di vaniglia
- 2 gocce di olio essenziale di cannella
- 1 capsula di vitamina E

Sciogli la cera d'api insieme agli oli a bagnomaria, aggiungi l'amido e il bicarbonato, poi mescola bene. Unisci gli oli essenziali e la vitamina e continua a mescolare. Versa il composto nello stick vuoto di un deodorante già utilizzato (non dimenticare di lavarlo e disinfettarlo con alcool dei liquori) quando è ancora caldo.

Deodorante in stick alla vaniglia e cannella senza oli essenziali

- 10 gr di cera d'api
- 15 gr di olio di riso

- 5 gr di olio di girasole estratto a freddo
- 2 cucchiaini da caffè di amido di riso o mais (2-3 gr ciascuno)
- 2 cucchiaini da caffè di bicarbonato (2-3 gr ciascuno)
- 1 bustina di vanillina per dolci
- Mezzo cucchiaino da caffè di cannella
- 1 capsula di vitamina E

Sciogli la cera d'api insieme agli oli a bagnomaria, aggiungi l'amido e il bicarbonato, poi mescola bene. Unisci la vitamina e continua a mescolare. Versa il composto nello stick vuoto di un deodorante già utilizzato (non dimenticare di lavarlo e disinfettarlo con alcool dei liquori) quando è ancora caldo.

Deodorante in stick al profumo di Sicilia

- 10 gr di cera d'api
- 15 gr di olio di riso
- 5 gr di olio di girasole estratto a freddo
- 2 cucchiaini da caffè di amido di riso o mais (2-3 gr ciascuno)
- 2 cucchiaini da caffè di bicarbonato (2-3 gr ciascuno)
- 3-4 gocce di olio essenziale neroli
- 1 capsula di vitamina E

Sciogli la cera d'api insieme agli oli a bagnomaria, aggiungi l'amido e il bicarbonato, poi mescola bene. Unisci gli oli essenziali e la vitamina e continua a mescolare. Versa il composto nello stick vuoto di un deodorante già utilizzato (non dimenticare di lavarlo e disinfettarlo con alcool dei liquori) quando è ancora caldo.

Deodorante in stick al mandarino

- 10 gr di cera d'api
- 15 gr di olio di riso
- 5 gr di olio di girasole estratto a freddo
- 2 cucchiaini da caffè di amido di riso o mais (2-3 gr ciascuno)
- 2 cucchiaini da caffè di bicarbonato (2-3 gr ciascuno)
- 20 gocce di olio essenziale di mandarino
- 1 capsula di vitamina E

Sciogli la cera d'api insieme agli oli a bagnomaria, aggiungi l'amido e il bicarbonato, poi mescola bene. Unisci gli oli essenziali e la vitamina e continua a mescolare. Versa il composto nello stick vuoto di un deodorante già utilizzato (non dimenticare di lavarlo e disinfettarlo con alcool dei liquori) quando è ancora caldo.

Deodorante in stick al profumo di sandalo e ylang-ylang

- 10 gr di cera d'api
- 15 gr di olio di riso
- 5 gr di olio di girasole estratto a freddo
- 2 cucchiaini da caffè di amido di riso o mais (2-3 gr ciascuno)
- 2 cucchiaini da caffè di bicarbonato (2-3 gr ciascuno)
- 5 gocce di olio essenziale di sandalo
- 3 gocce di olio essenziale di ylang-ylang
- 1 capsula di vitamina E

Sciogli la cera d'api insieme agli oli a bagnomaria, aggiungi l'amido e il bicarbonato, poi mescola bene. Unisci gli oli essenziali e la vitamina e continua a mescolare. Versa il composto nello stick vuoto di un deodorante già utilizzato (non dimenticare di lavarlo e disinfettarlo con alcool dei liquori) quando è ancora caldo. Non usare il prodotto durante la gravidanza.

Queste sono solo alcune delle numerose ricette che si possono creare. La quantità degli oli essenziali indicati può variare: qualche goccia in più o in meno, dipende molto dalla tua pelle. Per chi ha la pelle delicata consiglio di non esagerare.

Estratti idroalcolici

Gli estratti idroalcolici possono essere utilizzati, in sostituzione o in abbinamento agli oli essenziali, per introdurre gli effetti benefici delle piante nei tuoi cosmetici fai da te. Fin da ragazzina preparavo in casa gli estratti idroalcolici e le tinture madri. Quest'ultime, a differenza degli estratti, si ottengono utilizzando piante fresche.

Gli estratti idroalcolici possono essere messi in piccole quantità nei tuoi cosmetici.

Cosa occorre per la preparazione?

È più facile di quanto non si creda:

- alcool per uso alimentare (lo trovi al supermercato a un costo di 10-14 euro al litro);
- vasetti di vetro con chiusura ermetica;

- piante officinali fresche o secche;
- acqua distillata (acqua minerale bollita e raffreddata).

La percentuale alcolica varia in base al quantitativo d'acqua contenuto nelle piante che si andranno a utilizzare.

Ad esempio: se usiamo la carota, la percentuale di alcool sarà del 70%. Stessa cosa per la borragine fresca, in quanto è una pianta, per chi non la conoscesse, succosa e con un odore simile a quello del cetriolo. Se usiamo invece la salvia fresca, un 60% andrà bene, in quanto i livelli d'acqua contenuti sono leggermente inferiori. Per le piante secche, un 50% in genere è sufficiente.

Passiamo ora ad alcune ricette.

Tintura madre alla salvia

- 60 gr di alcool per alimenti 95°
- 40 gr acqua distillata
- 15 gr di salvia fresca in foglie
- 1 vasetto di vetro con chiusura ermetica da 150 ml

Lascia macerare per 10 giorni al buio le piante con l'alcool misto all'acqua distillata (va benissimo un cassetto della cucina). Filtra il composto usando un colino, oppure un pezzetto di collant nuovi (dovrà essere di color bianco, ben lavato e asciutto).

Estratto idroalcolico alla salvia

- 50 gr di alcool alimentare 95°
- 50 gr di acqua distillata
- 10 gr di salvia secca
- 1 vasetto di vetro con chiusura ermetica da 150 ml

Lascia macerare per 10 giorni al buio le piante con l'alcool misto all'acqua distillata (va benissimo un cassetto della cucina). Filtra il composto usando un colino, oppure un pezzetto di collant nuovi (dovrà essere di color bianco, ben lavato e asciutto).

Tintura madre al rosmarino

- 60 gr di alcool alimentare 95°
- 40 gr di acqua distillata
- 15 gr di rosmarino fresco
- 1 vasetto di vetro con chiusura ermetica da 150 ml

Lascia macerare per 10 giorni al buio le piante con l'alcool misto all'acqua distillata (va benissimo un cassetto della cucina). Filtra il composto usando un colino, oppure un pezzetto di collant nuovi (dovrà essere di color bianco, ben lavato e asciutto).

Estratto idroalcolico al rosmarino

- 50 gr di alcool alimentare 95°
- 50 gr di acqua distillata
- 10 gr di rosmarino secco
- 1 vasetto di vetro con chiusura ermetica da 150 ml

Lascia macerare per 10 giorni al buio le piante con l'alcool misto all'acqua distillata (va benissimo un cassetto della cucina). Filtra il composto usando un colino, oppure un pezzetto di collant nuovi (dovrà essere di color bianco, ben lavato e asciutto).

Tintura madre alla carota

- 70 gr di alcool alimentare 95°
- 30 gr di acqua distillata
- 1 vasetto di vetro con chiusura ermetica da 150 ml
- 15 gr di carote fresche

Lascia macerare per 10 giorni al buio le piante con l'alcool misto all'acqua distillata (va benissimo un cassetto della cucina). Filtra il composto usando un colino, oppure un pezzetto di collant nuovi (dovrà essere di color bianco, ben lavato e asciutto).

Estratto idroalcolico all'edera

- 50 gr di alcool alimentare 95°
- 50 gr di acqua distillata
- 10 gr di edera secca
- 1 vasetto di vetro con chiusura ermetica da 150 ml

Lascia macerare per 10 giorni al buio le piante con l'alcool misto all'acqua distillata (va benissimo un cassetto della cucina). Filtra il composto usando un colino, oppure un pezzetto di collant nuovi (dovrà essere di color bianco, ben lavato e asciutto).

Estratto idroalcolico all'equiseto

- 50 gr di alcool alimentare 95°
- 50 gr di acqua distillata
- 10 gr equiseto secco

- 1 vasetto di vetro con chiusura ermetica da 150 ml

Lascia macerare per 10 giorni al buio le piante con l'alcool misto all'acqua distillata (va benissimo un cassetto della cucina). Filtra il composto usando un colino, oppure un pezzetto di collant nuovi (dovrà essere di color bianco, ben lavato e asciutto).

Estratto idroalcolico alla camomilla

- 50 gr di alcool alimentare 95°
- 50 gr di acqua distillata
- 10 gr di fiori di camomilla secca
- 1 vasetto di vetro con chiusura ermetica da 150 ml

Lascia macerare per 10 giorni al buio le piante con l'alcool misto all'acqua distillata (va benissimo un cassetto della cucina). Filtra il composto usando un colino, oppure un pezzetto di collant nuovi (dovrà essere di color bianco, ben lavato e asciutto).

Estratto idroalcolico alla malva

- 50 gr di alcool alimentare 95°
- 50 gr di acqua distillata

- 10 gr di malva secca
- 1 vasetto di vetro con chiusura ermetica da 150 ml

Lascia macerare per 10 giorni al buio le piante con l'alcool misto all'acqua distillata (va benissimo un cassetto della cucina). Filtra il composto usando un colino, oppure un pezzetto di collant nuovi (dovrà essere di color bianco, ben lavato e asciutto).

Estratto idroalcolico alla lavanda

- 50 gr di alcool dei liquori 95°
- 50 gr di acqua distillata
- 10 gr di fiori di lavanda secca
- 1 vasetto di vetro con chiusura ermetica da 150 ml

Lascia macerare per 10 giorni al buio le piante con l'alcool misto all'acqua distillata (va benissimo un cassetto della cucina). Filtra il composto usando un colino, oppure un pezzetto di collant nuovi (dovrà essere di color bianco, ben lavato e asciutto).

Estratto idroalcolico alla calendula

50 gr di alcool alimentare 95°

50 gr di acqua distillata

10 gr di calendula secca

1 vasetto di vetro con chiusura ermetica da 150 ml

Lascia macerare per 10 giorni al buio le piante con l'alcool misto all'acqua distillata (va benissimo un cassetto della cucina). Filtra il composto usando un colino, oppure un pezzetto di collant nuovi (dovrà essere di color bianco, ben lavato e asciutto).

Tintura madre all'origano

- 60 gr di alcool alimentare 95°
- 40 gr di acqua distillata
- 15 gr di origano fresco
- 1 vasetto di vetro con chiusura ermetica da 150 ml

Lascia macerare per 10 giorni al buio le piante con l'alcool misto all'acqua distillata (va benissimo un cassetto della cucina). Filtra il composto usando un colino, oppure un pezzetto di collant nuovi (dovrà essere di color bianco, ben lavato e asciutto).

Estratto idroalcolico all'origano

- 50 gr di alcool dei liquori 95°
- 50 gr di acqua distillata

- 10 gr di origano secco
- 1 vasetto di vetro con chiusura ermetica da 150 ml

Lascia macerare per 10 giorni al buio le piante con l'alcool misto all'acqua distillata (va benissimo un cassetto della cucina). Filtra il composto usando un colino, oppure un pezzetto di collant nuovi (dovrà essere di color bianco, ben lavato e asciutto).
Puoi aumentare, se vuoi, la quantità delle piante indicate, l'importante è che siano totalmente coperte dal liquido: acqua + alcool. Almeno 50% di alcool per le erbe secche e un 60% per le piante fresche. Esempio: 50 gr di acqua distillata (acqua minerale bollita) e 50 gr di alcool per uso alimentare. Ricordati che per le piante particolarmente ricche d'acqua occorre il 70% di alcool sul totale del liquido.

Grazie all'elevata percentuale alcolica, gli estratti e le tinture si conservano per almeno 12 mesi. È importante che il materiale da utilizzare per la macerazione sia solo vetro.

Alcune ricette in cui utilizzare gli estratti idroalcolici e le tinture madri

Docciaschiuma snellente rilassante

- 100 gr di bagnoschiuma neutro delicato naturale cremoso
- 20 gr di olio d'oliva estratto a freddo
- 1 cucchiaino da caffè (2-3 gr) di estratto idroalcolico o di tintura madre di salvia
- 1 cucchiaino da caffè (2-3 gr) di estratto idroalcolico o di tintura madre di rosmarino
- 1 cucchiaino da caffè (2-3 gr) di estratto idroalcolico di equiseto
- 3 gr di glicerina vegetale (facoltativo)
- 3 capsule di vitamina E (facoltativo)

Ti suggerisco, per facilitare l'uso, di mettere il composto in una confezione vuota di shampoo, o bagnoschiuma, da 300 ml, con la giusta etichetta adesiva che ne riporti il contenuto. Si sconsiglia l'uso del prodotto durante la gravidanza. Agitare prima dell'uso.

Sali da bagno snellenti rassodanti

- 1 kg di sale grosso da cucina normale, iodato o integrale
- 20 gr di olio vegetale a scelta (meglio se di riso o di girasole)

- 1 cucchiaino da caffè (2-3 gr) di estratto idroalcolico o di tintura madre di salvia
- 1 cucchiaino da caffè (2-3 gr) di estratto idroalcolico o di tintura madre di rosmarino
- 1 cucchiaino da caffè (2-3 gr) di estratto idroalcolico di equiseto
- Colorante alimentare a piacere (facoltativo)

Mescola gli estratti nell'olio vegetale, se desideri dargli una tonalità aggiungi i coloranti scelti. Mischia il tutto insieme al sale, per alcuni minuti. I sali da bagno sono un buon anti-stress: abbassano la pressione, depurano, ammorbidiscono la pelle e tonificano. Si sconsiglia l'uso del prodotto durante la gravidanza.

Maschera fango snellente e rassodante corpo

- 1 cucchiaio di salvia secca macinata finissima
- 1 cucchiaio di rosmarino secco macinato finissimo
- 1 cucchiaio di edera secca macinata finissima
- 2 cucchiai di amido di riso o di mais
- 4 cucchiai di argilla verde

- 1 cucchiaino da caffè (2-3 gr) di estratto idroalcolico o di tintura madre di salvia
- 1 cucchiaino da caffè (2-3 gr) di estratto idroalcolico o di tintura madre di rosmarino
- 1 cucchiaino da caffè (2-3 gr) di estratto idroalcolico di equiseto
- Olio di oliva, soia o altro olio vegetale q.b. per amalgamare

Mescola tutti gli ingredienti utilizzando una ciotola a bordo alto. Applica poi sulle zone interessate (cosce, glutei, braccia ecc.) e avvolgi con pellicola alimentare, lasciar agire per 20 minuti.

Per facilitare i tempi di preparazione, ti consiglio di miscelare tutte le piante secche insieme con l'amido e l'argilla. Se noti dei pezzetti un po' più grossi, passa tutto al setaccio. Si può conservare in un vasetto di vetro. Al momento dell'uso, aggiungi solo gli estratti indicati e l'olio vegetale. Per potenziarne l'effetto, al posto del semplice olio d'oliva amalgama con un oleolito anticellulite e rassodante. Si sconsiglia l'uso del prodotto durante la gravidanza.

Shampoo rinforzante al rosmarino

- 100 gr di shampoo delicato neutro naturale cremoso
- 5 gr di olio di ricino
- 5 gr di olio di rosmarino (v. ricetta)
- 3 cucchiaini da caffè (2-3 gr ciascuno) di estratto idroalcolico o di tintura madre di rosmarino
- 2 gr di glicerina vegetale (facoltativo)
- 1 capsula di vitamina E (facoltativo)
- 5 gocce di olio essenziale al rosmarino (facoltativo)

L'uso regolare del prodotto ha effetto scurente. Il rosmarino è indicato per rinforzare i capelli e combattere la forfora. Agitare prima dell'uso. Si sconsiglia l'uso del prodotto durante la gravidanza.

Shampoo rinforzante all'equiseto

- 100 gr di shampoo delicato neutro naturale cremoso
- 10 gr di olio di equiseto (v. ricetta)
- 3 cucchiaini da caffè (2-3 gr ciascuno) di estratto idroalcolico di equiseto
- 2 gr di glicerina vegetale (facoltativo)

- 1 gr di olio di ricino (facoltativo)
- 1 capsula di vitamina E (facoltativo)

Ti suggerisco, per facilitare l'uso, di mettere il composto in una confezione vuota di shampoo, o bagnoschiuma, da 300 ml, con la giusta etichetta adesiva che ne riporti il contenuto. Agitare prima dell'uso.

Shampoo rinforzante all'origano

- 100 gr di shampoo delicato neutro naturale cremoso
- 10 gr olio di origano (v. ricetta)
- 3 cucchiaini da caffè (2-3 gr ciascuno) di estratto idroalcolico o di tintura madre di rosmarino
- 2 gr di glicerina vegetale (facoltativo)
- 1 gr di olio di ricino (facoltativo)
- 1 capsula di vitamina E (facoltativo)
- 2-3 gocce di olio essenziale di origano (facoltativo)

L'uso regolare del prodotto ha effetto scurente. Il rosmarino è indicato per rinforzare i capelli e combattere la forfora. Agitare prima dell'uso. Si sconsiglia l'uso del prodotto durante la gravidanza.

Docciaschiuma rilassante alla camomilla

- 100 gr di bagnoschiuma neutro delicato cremoso
- 20 gr di olio di camomilla (v. ricetta)
- 3 cucchiaini da caffè (2-3 gr ciascuno) di estratto idroalcolico di camomilla
- 3 gr di glicerina vegetale (facoltativo)
- 3 capsule di vitamina E (facoltativo)
- 5 gocce di olio essenziale di camomilla (facoltativo)

Ti suggerisco, per facilitare l'uso, di mettere il composto in una confezione vuota di shampoo, o bagnoschiuma, da 300 ml, con la giusta etichetta adesiva che ne riporti il contenuto. Agitare prima dell'uso.

Shampoo delicato alla camomilla

- 100 gr di shampoo delicato neutro naturale cremoso
- 10 gr di olio di camomilla (v. ricetta)
- 5 gr di miele di acacia o altro

- 3 cucchiaini da caffè (2-3 gr ciascuno) di estratto idroalcolico camomilla
- 2 gr di glicerina vegetale (facoltativo)
- 1 capsula di vitamina E (facoltativo)
- 5 gocce di olio essenziale di camomilla (facoltativo)

L'uso regolare del prodotto ha un effetto schiarente sui capelli. Ti suggerisco, per facilitare l'uso, di mettere il composto in una confezione vuota di shampoo, o bagnoschiuma, da 300 ml, con la giusta etichetta adesiva che ne riporti il contenuto. Agitare prima dell'uso.

Sali da bagno rilassanti alla camomilla

- 1 kg di sale grosso da cucina normale, iodato o integrale
- 20 gr olio vegetale a scelta (meglio se di riso o di girasole)
- 3 cucchiaini da caffè (2-3 gr) di estratto idroalcolico alla camomilla
- Colorante alimentare a piacere (facoltativo)

Mescola gli estratti nell'olio vegetale, se desideri dargli un colore aggiungi i coloranti scelti. Mischia il tutto insieme al sale, per alcuni minuti. I sali da bagno sono un buon anti-stress: abbassano la pressione, depurano, ammorbidiscono la pelle e tonificano.

Docciaschiuma emolliente alla carota

- 100 gr di bagnoschiuma neutro delicato cremoso
- 20 gr di olio extravergine d'oliva estratto a freddo
- 2 cucchiaini piccoli (2-3 gr ciascuno) di tintura madre alla carota
- 3 gr di glicerina vegetale (facoltativo)
- 3 capsule di vitamina E (facoltativo)

Ti suggerisco, per facilitare l'uso, di mettere il composto in una confezione vuota di shampoo, o bagnoschiuma, da 300 ml, con la giusta etichetta adesiva che ne riporti il contenuto. Agitare prima dell'uso.

Sali da bagno alla carota

- 1 kg di sale grosso da cucina normale, iodato o integrale
- 20 gr olio vegetale a scelta (meglio se di riso o di girasole)
- 3 cucchiaini da caffè (2-3 gr ciascuno) di tintura madre alla carota

- Colorante alimentare a piacere (facoltativo)

Mescola gli estratti nell'olio vegetale, se desideri dargli un colore aggiungi i coloranti scelti. Mischia il tutto insieme al sale, per alcuni minuti. I sali da bagno sono un buon anti-stress: abbassano la pressione, depurano, ammorbidiscono la pelle e tonificano. Si sconsiglia l'uso del prodotto durante la gravidanza.

Docciaschiuma lenitivo con camomilla e malva

- 100 gr di bagnoschiuma neutro delicato cremoso
- 10 gr di olio di camomilla (v. ricetta)
- 10 gr di olio di malva (v. ricetta)
- 1 cucchiaino da caffè (2-3 gr) di estratto idroalcolico di camomilla
- 1 cucchiaino da caffè (2-3 gr) di estratto idroalcolico di malva
- 3 gr di glicerina vegetale (facoltativo)
- 3 capsule di vitamina E (facoltativo)

Ti suggerisco, per facilitare l'uso, di mettere il composto in una confezione vuota di shampoo, o bagnoschiuma, da 200 ml, con la giusta etichetta adesiva che ne riporti il contenuto. Agitare prima dell'uso.

Docciaschiuma anticellulite

- 100 gr di bagnoschiuma neutro delicato cremoso
- 10 gr di olio di edera (v. ricetta)
- 10 gr di olio di equiseto (v. ricetta)
- 1 cucchiaino da caffè (2-3 gr) di estratto idroalcolico di equiseto
- 2 cucchiaini da caffè (2-3 gr ciascuno) di estratto idroalcolico di edera
- 3 gr di glicerina vegetale (facoltativo)
- 3 capsule di vitamina E (facoltativo)

Ti suggerisco, per facilitare l'uso, di mettere il composto in una confezione vuota di shampoo, o bagnoschiuma, da 300 ml, con la giusta etichetta adesiva che ne riporti il contenuto. Agitare prima dell'uso.

Oli alle erbe fatti in casa

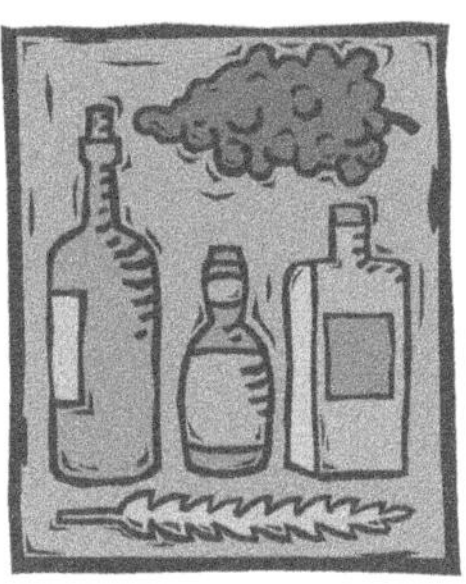

Gli oleoliti sono il metodo più economico per estrarre i principi attivi dalle piante utilizzate.

Il procedimento per fare degli ottimi oleoliti in casa è facile, occorre solo procurarsi dei vasetti di vetro con chiusura ermetica (meglio se di vetro scuro), dell'olio e le piante che si desidera utilizzare. Non c'è una regola sulla quantità di erbe: più se ne usano e più è concentrato. Le piante scelte dovranno macerare dai 7 ai 15 giorni.

Olio lenitivo idratante schiarente antidolorifico alla camomilla

- 1 vasetto di vetro pulito e asciutto (meglio se non trasparente)
- Fiori secchi di camomilla
- Olio extravergine d'oliva q.b. (meglio se estratto a freddo)

- Alcune capsule di vitamina E (2-3 per ogni 100 gr di olio vanno benissimo)
- Olio essenziale di camomilla 5-10 gocce per ogni 100 (facoltativo)

Riempi il vasetto di fiori di camomilla fino a metà o per intero. Aggiungi l'olio fino a coprire completamente. Ricordati di non lasciare mai scoperte le piante (potrebbero ammuffire), aggiungi le capsule di vitamina E. Lascia macerare al buio in luogo asciutto per 10 giorni, scuotendo il vasetto ogni 2-3. Dopo la macerazione l'olio va filtrato, l'ideale è utilizzare un colino o foglio di garza grande, pulita e asciutta, oppure un pezzetto di collant nuovo sempre pulito e asciutto, di colore bianco. Per eliminare eventuali residui, filtra l'oleolito per 2 volte e ripeti l'operazione il giorno successivo.

Per conservare i tuoi oleoliti puoi utilizzare le bottiglie vuote dell'olio extravergine d'oliva, l'importante è che sia vetro scuro. L'olio essenziale di camomilla è facoltativo: ma se deciderai di usarlo prolungherà la durata del tuo oleolito. Utilizzando solo olio extravergine d'oliva estratto a freddo, l'uso della vitamina E non è indispensabile poiché esso ne è già ricco.

Crema compatta lenitiva idratante schiarente antidolorifica all'olio di camomilla

- 100 gr di olio di camomilla
- 30 gr di cera d'api
- 3 capsule di vitamina E
- 5 gocce di olio essenziale di camomilla (facoltativo)

Sciogli la cera d'api insieme all'olio a bagnomaria. Ideale sia per il viso che per il corpo. L'olio essenziale di camomilla è facoltativo: ma se deciderai di usarlo, prolungherà la durata della tua crema. Per dare una consistenza più omeogena utilizza un frullino a immersione prima che si raffreddi.

Olio lenitivo idratante emolliente alla malva

- 1 vasetto di vetro pulito e asciutto (meglio se non trasparente)
- Malva secca
- Olio extravergine d'oliva q.b. (meglio se estratto a freddo)

- Alcune capsule di vitamina E (2-3 per ogni 100 gr di olio sono sufficienti)

Riempi il vasetto di malva secca fino a metà o per intero. Aggiungi l'olio fino a coprire completamente. Ricordati di non lasciare mai scoperte le piante (potrebbero ammuffire), aggiungi le capsule di vitamina E. Lascia macerare al buio in luogo asciutto per 10 giorni, scuotendo il vasetto ogni 2-3. Dopo la macerazione l'olio va filtrato, l'ideale è utilizzare un colino o foglio di garza grande, pulita e asciutta, oppure un pezzetto di collant nuovo sempre pulito e asciutto, di colore bianco. Per eliminare eventuali residui, filtra l'oleolito per 2 volte e ripeti l'operazione il giorno successivo.

Per conservare i tuoi oleoliti puoi utilizzare le bottiglie vuote dell'olio extravergine d'oliva, l'importante è che sia vetro scuro. L'olio essenziale di camomilla è facoltativo: ma se deciderai di usarlo prolungherà la durata del tuo oleolito. Utilizzando solo olio extravergine d'oliva estratto a freddo, l'uso della vitamina E non è indispensabile poiché esso ne è già ricco.

Crema compatta lenitiva idratante emolliente all'olio di malva

- 100 gr di olio di malva
- 30 gr di cera d'api
- 3 capsule di vitamina E

Sciogli la cera d'api insieme all'olio a bagnomaria. Se lo desideri, puoi profumare la crema utilizzando fragranze alimentari per dolci e qualche goccia di olio essenziale. Ideale sia per il viso che per il corpo. Per prolungarne la durata aggiungi poche gocce di olio essenziale e per dare una consistenza più omeogena utilizza un frullino a immersione prima che si raffreddi.

Olio lenitivo emolliente alla calendula

- 1 vasetto di vetro pulito e asciutto (meglio se non trasparente)
- Calendula secca
- Olio extravergine d'oliva q.b. (meglio se estratto a freddo)
- Alcune capsule di vitamina E (2-3 per ogni 100 gr di olio sono sufficienti)

Riempi il vasetto di calendula secca fino a metà o per intero. Aggiungi l'olio fino a coprire completamente. Ricordati di non lasciare mai scoperte le piante (potrebbero ammuffire), aggiungi le capsule di vitamina E. Lascia macerare al buio in luogo asciutto per 10 giorni, scuotendo il vasetto ogni 2-3. Dopo la macerazione l'olio va filtrato, l'ideale è utilizzare un colino o foglio di garza grande, pulita e asciutta, oppure un pezzetto di collant nuovo sempre pulito e asciutto, di colore bianco. Per eliminare eventuali residui, filtra l'oleolito per 2 volte e ripeti l'operazione il giorno successivo.

Per conservare i tuoi oleoliti puoi utilizzare le bottiglie vuote dell'olio extravergine d'oliva, l'importante è che sia vetro scuro. Per prolungare la durata del tuoi oleolito, aggiungi poche gocce di olio essenziale. Utilizzando solo olio extravergine d'oliva estratto a freddo, l'uso della vitamina E non è indispensabile poiché esso ne è già ricco.

Crema compatta lenitiva emolliente all'olio di calendula

- 100 gr di olio di calendula
- 30 gr di cera d'api

- 3 capsule di vitamina E

Sciogli la cera d'api insieme all'olio a bagnomaria. Ideale sia per il viso che per il corpo. Per prolungare la durata della crema, puoi aggiungere poche gocce di olio essenziale, mentre per darle una consistenza più omeogena usa un frullino a immersione prima che si raffreddi.

Olio rassodante antidolorifico stimolante della circolazione al rosmarino

- 1 vasetto di vetro pulito e asciutto (meglio se non trasparente)
- Rosmarino secco in foglie
- Olio extravergine d'oliva q.b. (meglio se estratto a freddo)
- Alcune capsule di vitamina E (2-3 per ogni 100 gr di olio sono sufficienti)

Riempi il vasetto di rosmarino secco fino a metà o per intero. Aggiungi l'olio fino a coprire completamente. Ricordati di non lasciare mai scoperte le piante (potrebbero ammuffire), aggiungi le capsule di vitamina E. Lascia macerare al buio in luogo asciutto per 10 giorni, scuotendo il vasetto ogni 2-3. Dopo la macerazione l'olio va filtrato, l'ideale è utilizzare un colino o foglio di garza grande, pulita e asciutta, oppure un pezzetto di collant nuovo sempre pulito e asciutto, di colore bianco. Per eliminare eventuali residui, filtra l'oleolito per 2 volte e ripeti l'operazione il giorno successivo.

Per conservare i tuoi oleoliti puoi utilizzare le bottiglie vuote dell'olio extravergine d'oliva, l'importante è che sia vetro scuro. Per dare un profumo più intenso, aggiungi qualche goccia di olio essenziale di rosmarino: oltre ad essere più efficace, ne prolunga la durata. Utilizzando solo olio extravergine d'oliva estratto a freddo, l'uso della vitamina E non è indispensabile poiché esso ne è già ricco. Non adoperare durante la gravidanza.

Crema compatta rassodante antidolorifica stimolante della circolazione all'olio di rosmarino

- 100 gr di olio di rosmarino
- 30 gr di cera d'api
- 3 capsule di vitamina E
- 10 gocce di olio essenziale di rosmarino (facoltativo)

Sciogli la cera d'api insieme all'olio a bagnomaria. Ideale sia per il viso che per il corpo. Per prolungarne la durata aggiungi poche gocce di olio essenziale di rosmarino e per dargli una consistenza più omogenea usa un frullino a immersione prima che si raffreddi. Non utilizzare durante la gravidanza.

Olio snellente rassodante alla salvia

- 1 vasetto di vetro pulito e asciutto (meglio se non trasparente)
- Salvia secca in foglie
- Olio extravergine d'oliva q.b. (meglio se estratto a freddo)
- Alcune capsule di vitamina E (2-3 per ogni 100 gr di olio sono sufficienti)

Riempi il vasetto di salvia secca fino a metà o per intero. Aggiungi l'olio fino a coprire completamente. Ricordati di non lasciare mai scoperte le piante (potrebbero ammuffire), aggiungi le capsule di vitamina E. Lascia macerare al buio in luogo asciutto per 10 giorni, scuotendo il vasetto ogni 2-3. Dopo la macerazione l'olio va filtrato, l'ideale è utilizzare un colino o foglio di garza grande, pulita e asciutta, oppure un pezzetto di collant nuovo sempre pulito e asciutto, di colore bianco. Per eliminare eventuali residui, filtra l'oleolito per 2 volte e ripeti l'operazione il giorno successivo.

Per conservare i tuoi oleoliti puoi utilizzare le bottiglie vuote dell'olio extravergine d'oliva, l'importante è che sia vetro scuro. Per dare un profumo più intenso, aggiungi qualche goccia di olio essenziale di salvia: oltre ad essere più efficace, ne prolunga la durata. Utilizzando solo olio extravergine d'oliva estratto a freddo, l'uso della vitamina E non è indispensabile poiché esso ne è già ricco. Non adoperare durante la gravidanza.

Crema compatta snellente rassodante all'olio di salvia

- 100 gr di olio di salvia
- 30 gr di cera d'api
- 3 capsule di vitamina E
- 10 gocce di olio essenziale di salvia (facoltativo)

Sciogliere la cera d'api insieme all'olio a bagnomaria. Ideale sia per il viso che per il corpo. Per dare un profumo più intenso, aggiungi qualche goccia di olio essenziale di salvia: oltre ad aumentarne l'efficacia, ne prolunga la durata. Non utilizzare durante la gravidanza.

Olio anticellulite all'edera

- 1 vasetto di vetro pulito e asciutto (meglio se non trasparente)
- Edera helix secca in foglie
- Olio extravergine d'oliva q.b. (meglio se estratto a freddo)
- Alcune capsule di vitamina E (2-3 per ogni 100 gr di olio sono sufficienti)

Riempi il vasetto di rosmarino secco fino a metà o per intero. Aggiungi l'olio fino a coprire completamente. Ricordati di non lasciare mai scoperte le piante (potrebbero ammuffire), aggiungi le capsule di vitamina E. Lascia macerare al buio in luogo asciutto per 10 giorni, scuotendo il vasetto ogni 2-3. Dopo la macerazione l'olio va filtrato, l'ideale è utilizzare un colino o foglio di garza grande, pulita e asciutta, oppure un pezzetto di collant nuovo sempre pulito e asciutto, di colore bianco. Per eliminare eventuali residui, filtra l'oleolito per 2 volte e ripeti l'operazione il giorno successivo.

Per conservare i tuoi oleoliti puoi utilizzare le bottiglie vuote dell'olio extravergine d'oliva, l'importante è che sia vetro scuro.

Per dare un profumo più intenso, aggiungi qualche goccia di olio essenziale che ne prolunga anche la durata. Utilizzando solo olio extravergine d'oliva estratto a freddo, l'uso della vitamina E non è indispensabile poiché esso ne è già ricco. Non adoperare durante la gravidanza.

Crema compatta anticellulite rassodante all'olio di edera

- 100 gr di olio di edera
- 30 gr di cera d'api
- 3 capsule di vitamina E

Sciogli la cera d'api insieme all'olio a bagnomaria. Ideale sia per il viso che per il corpo. Per prolungarne la durata aggiungi poche gocce di olio essenziale di rosmarino e per dargli una consistenza più omogenea usa un frullino a immersione prima che si raffreddi.

Olio anticellulite rassodante antirughe all'equiseto

- 1 vasetto di vetro pulito e asciutto (meglio se non è trasparente)
- Equiseto secco
- Olio extravergine d'oliva q.b. (meglio se estratto a freddo)

- Alcune capsule di vitamina E (2-3 per ogni 100 gr di olio sono sufficienti)

Riempi il vasetto di rosmarino secco fino a metà o per intero. Aggiungi l'olio fino a coprire completamente. Ricordati di non lasciare mai scoperte le piante (potrebbero ammuffire), aggiungi le capsule di vitamina E. Lascia macerare al buio in luogo asciutto per 10 giorni, scuotendo il vasetto ogni 2-3. Dopo la macerazione l'olio va filtrato, l'ideale è utilizzare un colino o foglio di garza grande, pulita e asciutta, oppure un pezzetto di collant nuovo sempre pulito e asciutto, di colore bianco. Per eliminare eventuali residui, filtra l'oleolito per 2 volte e ripeti l'operazione il giorno successivo.

Per conservare i tuoi oleoliti puoi utilizzare le bottiglie vuote dell'olio extravergine d'oliva, l'importante è che sia vetro scuro. Per dare un profumo più intenso, aggiungi qualche goccia di olio essenziale che ne prolunga anche la durata. Utilizzando solo olio extravergine d'oliva estratto a freddo, l'uso della vitamina E non è indispensabile poiché esso ne è già ricco. Non adoperare durante la gravidanza.

L'olio di equiseto è anche un ottimo rimedio per **rinforzare le unghie e i capelli**.

Crema compatta anticellulite rassodante antirughe all'olio di equiseto

- 100 gr di olio di equiseto
- 30 gr di cera d'api
- 3 capsule di vitamina E

Sciogli la cera d'api insieme all'olio a bagnomaria. Ideale sia per il viso che per il corpo, utile in caso di **smagliature** recenti. Per prolungarne la durata aggiungi poche gocce di olio essenziale e per dargli una consistenza più omogenea usa un frullino a immersione prima che si raffreddi. Non utilizzare durante la gravidanza.

Olio rassodante anticellulite antireumatismi all'origano

- 1 vasetto di vetro pulito e asciutto (meglio se non trasparente)
- Origano secco
- Olio extravergine d'oliva q.b. (meglio se estratto a freddo)

- Alcune capsule di vitamina E (2-3 per ogni 100 gr di olio sono sufficienti)

Riempi il vasetto di origano secco fino a metà o per intero. Aggiungi l'olio fino a coprire completamente. Ricordati di non lasciare mai scoperte le piante (potrebbero ammuffire), aggiungi le capsule di vitamina E. Lascia macerare al buio in luogo asciutto per 10 giorni, scuotendo il vasetto ogni 2-3. Dopo la macerazione l'olio va filtrato, l'ideale è utilizzare un colino o foglio di garza grande, pulita e asciutta, oppure un pezzetto di collant nuovo sempre pulito e asciutto, di colore bianco. Per eliminare eventuali residui, filtra l'oleolito per 2 volte e ripeti l'operazione il giorno successivo.

Per conservare i tuoi oleoliti puoi utilizzare le bottiglie vuote dell'olio extravergine d'oliva, l'importante è che sia vetro scuro. Per dare un profumo più intenso, aggiungi qualche goccia di olio essenziale di origano che ne prolunga anche la durata. Utilizzando solo olio extravergine d'oliva estratto a freddo, l'uso della vitamina E non è indispensabile poiché esso ne è già ricco.

Crema compatta rassodante anticellulite antireumatismi all'origano

- 100 gr di olio di origano
- 30 gr di cera d'api

Sciogli la cera d'api insieme all'olio a bagnomaria. Ideale sia per il viso che per il corpo. Per prolungarne la durata aggiungi poche gocce di olio essenziale di origano e per dargli una consistenza più omogenea usa un frullino a immersione prima che si raffreddi.

In tutte le ricette degli oleoliti (macerati oleosi) e degli oli in crema puoi aggiungere qualche capsula di vitamina E (tocoferolo) reperibile in farmacia o in erboristeria nella categoria degli integratori. Ti ricordo di accertarti sempre che sia vitamina E di origine naturale. Gli ingredienti delle capsule, per uso alimentare, dovrebbero essere: olio di semi di soia o altro olio vegetale, e D-alfa tocoferolo, gelatina, glicerina per il rivestimento.

La vitamina E va aggiunta sempre quando il composto, cera più olio, si è leggermente raffreddato, oppure, per quando riguarda gli oleoliti, all'inizio della macerazione.

Per facilitare l'uscita dell'olio contenuto nella capsula, fai un piccolo foro con uno stecchino. Per una perfetta riuscita di un buon oleolito è bene rispettare alcune regole:

1. utilizzare sempre vetro scuro per la macerazione;
2. i vasetti dovranno sempre essere puliti, asciutti e disinfettati con alcool di tipo alimentare;
3. per prolungarne la conservazione, aggiungi sempre qualche capsula di vitamina E (tocoferolo), la puoi trovare anche in versione gocce;
4. filtra il macerato oleoso per almeno 2 volte in modo da eliminare eventuali residui di pianta;
5. l'aggiunta di qualche goccia di olio essenziale, oltre a dargli una migliore profumazione, ne favorisce la conservazione grazie ad alcune sostanze naturalmente contenute (limonene, linalool, geraniol, citral ecc.).

Prepara sempre piccole quantità in modo da consumarli velocemente. L'odore dell'oleoito è un'ottima spia per capire se è ancora buono: se piacevole puoi utilizzarlo, in caso contrario buttalo via. Ovviamente, utilizzando oli essenziali, gli oleoliti perdono un po' del profumo tradizionale delle piante utilizzate, per questo il mio consiglio è sempre quello di prepararne piccole quantità, in modo da apprezzarne tutte le caratteristiche tradizionali e il loro profumo unico.

Il trattamento naturale e personale per ringiovanire la pelle

In natura esistono alcuni acidi che hanno la capacità di esfoliare la pelle in modo dolce e senza creare danni. Il naturale rinnovamento cellulare rallenta man mano che passano gli anni, creando un aspetto grigio e rugoso, l'acido salicilico è derivato dalla corteccia del salice e della betulla ed è conosciuto per le sue proprietà antibatteriche, ma viene anche usato da anni, oltre che per combattere l'acne, per contrastare l'invecchiamento cutaneo (data la sua azione di rinnovamento della pelle). Quest'acido è facilmente reperibile in farmacia, in bustine da 10 e 5 grammi.

Questo sistema l'ha sperimentato mia madre (Grazia Rando) nel 1997. A quei tempi per il ringiovanimento della pelle erano di gran moda altri sistemi. Per quanto riguarda l'acido salicilico, essendo un'appassionata di cucina, mia madre lo conosceva solo per i suoi usi di conservante alimentare. Poi ha scoperto che era utilizzato con successo per la cura dei calli e ciò le ha fatto venire in mente che poteva essere sfruttato in diversi modi. Era comunque avvantaggiata perché, avendolo utilizzato per anni per usi alimentari, sapeva bene dove acquistarlo senza problemi. Ancora oggi in Italia non è molto conosciuto per il ringiovanimento della pelle, ma solo per la cura dei calli e dell'acne.

SEGRETO n. 13: basta seguire le indicazioni e aggiungere un po' di fantasia per raggiungere gli obiettivi. Ricorda che oltre a essere più economici dei soliti cosmetici, i prodotti naturali sono anche molto più efficaci.

Di seguito la maschera preferita da mia madre.

Maschera viso esfoliante naturale

- 500 gr di crema compatta naturale mani e viso
- 30 gr di olio vegetale a piacere
- 5 gr di acido salicilico

Sciogli l'acido salicilico insieme all'olio precedentemente scaldato a bagnomaria. Mescolali con la crema per alcuni minuti. Applica la maschera su tutto il viso e collo, facendo attenzione che non venga a contatto con gli occhi. Lasciala agire per 3 minuti, al massimo 5, poi rimuovila con cotone e acqua. Conserva il resto della maschera in un vasetto di vetro. Applicala una volta la settimana ricordando di girarla bene prima di ogni utilizzo. Fa' attenzione che non entri in contatto con gli occhi e le mucose. Prima di procedere al trattamento, applica un po' di crema su una piccola superficie di pelle per verificarne la compatibilità e la tollerabilità cutanea.

L'acido salicilico, anche a basse concentrazioni, può provocare nei primi giorni una lieve irritazione cutanea caratterizzata da leggero arrossamento, prurito e lievi alterazioni della pelle in modo superficiale. Con l'uso continuato, però, la pelle si abitua al prodotto e i rossori tendono a diminuire. Nel caso in cui lo stato irritativo, caratterizzato da bruciore durante il trattamento, dovesse essere troppo forte, si consiglia di interrompere immediatamente l'applicazione rimuovendo la maschera con acqua fredda, e di stendere una crema lenitiva calmante.

Riprendere l'uso del prodotto dopo 1-2 settimane, quando la pelle avrà ripreso il suo aspetto normale.
Un lieve bruciore della pelle del viso è normale durante l'applicazione della maschera, ma non deve essere insopportabile. In caso contrario procedere come indicato prima. Non utilizzare il prodotto durante la gravidanza e allattamento.

Dopo il trattamento a base di acido salicilico sul viso e sul collo, dovrete abbinare una seconda maschera 100% naturale, di seguito indicata.

Maschera idratante al latte

- 500 gr di latte intero
- 1 cucchiaio abbondante di farina di grano duro
- 1 cucchiaio abbondante di farina di grano tenero
- 3 cucchiai di zucchero
- 1 scorza di un limone biologico maturo

Frulla tutti gli ingredienti e falli cuocere a fuoco lento mescolando continuamente, fino a quanto il composto non inizierà leggermente ad addensarsi. Lascia raffreddare in frigo e applica su viso e collo massaggiando per alcuni minuti. La maschera può essere conservata in frigo per 2-3 giorni. Si consiglia l'utilizzo prima del bagno completo. Ti consiglio di applicarla almeno 3 volte la settimana, ma puoi usarla anche tutti i giorni. In alternativa alla scorza di limone, potrai aggiungere 5 gocce di olio essenziale di limone. Per potenziare l'effetto idratante, aggiungi una piccola quantità di un olio vegetale a piacere.

Questa maschera è nata casualmente nel 2007, come puoi vedere è fatta con i classici ingredienti di una semplice crema pasticcera. Ti racconto brevemente la storia di come è stata creata.
Come al solito, in un pomeriggio primaverile, la mamma decise di preparare della crema pasticcera per farci un dolce. Ricordo che mi arrabbiai moltissimo perché in quel periodo lo faceva spesso e io non volevo ingrassare (con la sua cucina è difficile mantenere la linea), per cui avevo deciso di buttarla via. Ma poi, nel momento in cui stavo per farlo mi sono detta: «E se invece di mangiarla la usassimo come prodotto per il viso?» E da quel giorno abbiamo notato che i risultati dell'acido, abbinati a questa maschera, sono ancora più straordinari.

Dedica qualche ora alla bellezza della tua pelle. Fa' una maschera viso esfoliante naturale e poi una al latte idratante. La prima andrà a esfoliare la pelle, con possibili leggeri arrossamenti iniziali. La seconda servirà per ammorbidire, idratare e calmare l'arrossamento. Nel caso in cui avessi dimenticato di preparare la maschera al latte, potrai sempre alleviare l'arrossamento applicando del latte intero freddo.

Olio corpo viso anti-età

- 1 litro di olio extravergine d'oliva estratto a freddo
- 1 gr di acido salicilico

Aggiungi l'acido salicilico all'olio d'oliva, mescola bene con un frullatore a immersione. È ottimo per l'idratazione quotidiana e ha un leggero effetto esfoliante. Si consiglia di alternare l'uso del prodotto con altri oli e burri. Ti suggerisco, per facilitare l'uso, di mettere il composto in una confezione vuota di acqua ossigenata, con la giusta etichetta adesiva che ne riporti il contenuto. Agitare prima dell'uso.

Olio corpo e viso anti-età con effetto anticellulite agli agrumi

- 1 litro di olio extravergine d'oliva estratto a freddo

- 5 ml di olio essenziale di arancio dolce (80-100 gocce)
- 5 ml di olio essenziale di limone (80-100 gocce)
- 1 gr di acido salicilico

Aggiungi gli oli essenziali all'acido salicilico e poi unisci all'olio d'oliva. Mescola bene con l'utilizzo di un frullatore a immersione. Da utilizzate per l'idratazione quotidiana di tutto il corpo, viso compreso, meglio se applicata la sera (evitare l'esposizione al sole). **Rende la pelle morbida, liscia e aiuta a ridurre la cellulite**. Ti suggerisco, per facilitare l'uso, di mettere il composto in una confezione vuota di acqua ossigenata, con la giusta etichetta adesiva che ne riporti il contenuto. Agitare prima dell'uso. Non utilizzare il prodotto durante la gravidanza e prima di esporsi al sole.

Esfoliante corpo ringiovanente

- 400 gr di farina di mais
- 100 gr di amido di riso
- Olio vegetale q.b. per ottenere una consistenza facile da spalmare
- 1 gr di acido salicilico

In una ciotola a bordo alto, sciogli l'acido salicilico insieme all'olio precedentemente scaldato a bagnomaria. Mescola bene l'olio alla farina di mais e applicalo su tutto il corpo durante la doccia sulla pelle bagnata, facendo attenzione che non venga a contatto con le zone intime e massaggiando per alcuni minuti, insistendo sulle parti ruvide quali gomiti e piedi. Lascia la pelle morbida e levigata. Non utilizzare il prodotto durante la gravidanza. Non serve utilizzare il bagnoschiuma. Da applicare al massimo una volta la settimana.

Oli essenziali da NON UTILIZZARE durante la gravidanza

Gli oli essenziali hanno grandi proprietà curative, ma bisogna usarli con cautela. Specie nel periodo di gravidanza, momento molto delicato nella vita di una donna, è meglio evitarne alcuni in particolar modo, tra cui:

- achillea;
- alloro;
- aneto;
- anice;
- angelica;
- basilico;

- carota;
- canfora;
- calamo;
- cipresso;
- cedro;
- citronella;
- cannella;
- chiodi di garofano;
- cisto;
- coriandolo;
- cumino;
- eucalipto;
- finocchio;
- ginepro;
- issopo;
- mirra;
- maggiorana;
- noce moscata;
- origano;
- prezzemolo;
- regina dei prati;

- petitgrain;
- rosmarino;
- sabina;
- salvia scalera;
- salvia officinale;
- santolina;
- sandalo;
- sedano;
- timo;
- verbena;
- ylang-ylang.

Questa è sono una piccola lista. Per maggiore cautela, chiedi sempre consiglio prima dell'acquisto, in erboristeria, in farmacia, o su internet (sul web si ha una scelta più ampia, con prezzi più contenuti).

Oli essenziali da NON UTILIZZARE prima di esporsi al sole

Alcuni oli essenziali sono fotosensibilizzanti e non vanno assolutamente utilizzati prima di esporsi al sole. Nonostante siano dei grandi amici della bellezza, con svariate funzioni, bisogna evitarne alcuni per limitare il rischio di macchie sulla pelle. Sono sconsigliati prima di esporsi ai raggi solari, anche di breve durata, cosmetici contenenti i seguenti oli essenziali:

- limone;
- petitgrain;
- limone e mandarino;
- arancio amaro;
- arancio dolce;
- mandarino;
- lime;
- pompelmo;
- bergamotto.

In genere, per lo più sono da evitare tutti gli oli essenziali derivati dagli agrumi, ma anche dalle altre piante di seguito elencate:

- angelica radice;
- carvi;
- ruta;
- cumino;
- calendula;
- santoreggia;

- verbena.

Per maggiori approfondimenti, chiedi sempre consiglio al tuo fornitore (erborista o farmacista) o prima di acquistare online.

Proprietà cosmetiche degli oli essenziali

Ogni olio essenziale ha le sue proprietà. Di seguito indico una breve lista di alcuni tra i tanti oli essenziali esistenti in natura con il tipo di pelle a cui è adatto:

- achillea millefoglie: cicatrizzante, rilassante per la pelle tesa e arrossata;
- alloro: pelle con acne e grassa (da usare con cautela, perché irritante);
- angelica frutti: pelle rilassata, o impura;
- anice verde: pelle mista o matura (da usare con cautela, perché irritante);
- arancio amaro: pelle rilassata, avvizzita, con rughe (da usare con cautela, perché irritante);
- arancio dolce: pelle mista, secca, azione drenante, schiarente, tonificante, rilassante e distensiva;

- basilico: pelle mista, schiarente, tonificante (da usare con cautela, perché irritante);
- bergamotto: cicatrizzante, pelle grassa;
- camomilla: cicatrizzante, antireumatico, pelle sensibile e arrossata;
- canfora: pelle grassa e con acne, dolori muscolari;
- cannella: pelle mista, azione astringente, afrodisiaca, deodorante (da usare con cautela, perché irritante);
- carota: pelle secca, con rughe;
- carvi: acne, pelle grassa;
- cedro: pelle mista, azione deodorante (da usare con cautela, perché irritante);
- citronella: pelle grassa, antizanzare (da usare con cautela, perché irritante);
- cipresso: pelle mista, azione idratante, anticellulite, cicatrizzante, tonificante;
- elicriso: acne, pelle fragile;
- eucalipto officinale: pelle grassa, smagliature, cicatrizzante, deodorante, balsamico;
- finocchio: pelle grassa;
- chiodi di garofano: afrodisiaco, pelle mista, acne, reumatismi;

- geranio: cicatrizzante, pelle grassa, matura e arrosata, stimolante della circolazione, deodorante;
- ginepro: pelle grassa (da usare con cautela, perché irritante);
- lavanda: acne, rughe, pelle mista, secca, azione cicatrizzante, decongestionante, anticellulite e rilassante;
- limone: azione schiarente, anticellulite, antirughe, snellente, deodorante, indicato per la pelle mista e grassa, stimolante della circolazione (da usare senza esagerare, perché leggermente irritante e caustico);
- maggiorana: pelle sensibile;
- mandarino: pelle grassa, rughe, cicatrici, smagliature, avvizzimento della pelle;
- melissa: pelle grassa, smagliature (da usare con cautela, perché irritante e caustico);
- menta peperita: pelle mista e arrossata, afrodisiaca (da usare con cautela, perché irritante e caustico);
- origano: pelle grassa e mista, cellulite, dolori muscolari (da usare con cautela, perché irritante e caustico);
- pino silvestre: pelle mista, afrodisiaco, deodorante;
- pompelmo: pelle secca, cellulite, azione tonificante, dolori muscolari, acne;

- rosa: pelle secca, sensibile o arrossata, azione decongestionante, afrodisiaca;
- rosmarino: pelle mista, stimolante della circolazione, rassodante, energizzante, cicatrizzante, antireumatico, afrodisiaco;
- salvia: pelle mista, azione snellente, rassodante, afrodisiaca;
- sandalo: pelle secca, acne, rughe, afrodisiaco, anti-ansia;
- timo: pelle mista, azione cicatrizzante, afrodisiaco;
- valeriana: pelle secca o arrossata, azione rilassante;
- vaniglia: pelle rilassata o arrossata, deodorante, anti-ansia, afrodisiaco;
- verbena: pelle secca, rughe;
- ylang-ylang: rughe, pelle mista, deodorante, afrodisiaco.

Questa è solo una piccola indicazione delle tantissime proprietà degli oli essenziali, veramente unici e secondo me i migliori da utilizzare per creare dei cosmetici veramente efficaci.

SEGRETO n. 14: pensa alla soddisfazione di creare qualcosa con le tue mani e che la tua pelle apprezza con gioia.

Siamo arrivati alla fine di questo libro. Adesso che hai appreso le basi fondamentali per la creazione di molti cosmetici naturali, potrai sbizzarrirti in mille ricette! Usa la fantasia e divertiti!

RIEPILOGO DEL CAPITOLO 4:

- SEGRETO n. 12: in casa tutti abbiamo molti ingredienti per creare dei cosmetici su misura, gli altri li possiamo trovare facilmente in erboristeria e in farmacia.
- SEGRETO n. 13: basta seguire le indicazioni e aggiungere un po' di fantasia per raggiungere gli obiettivi. Ricorda che oltre a essere più economici dei soliti cosmetici, i prodotti naturali sono anche molto più efficaci.
- SEGRETO n. 14: pensa alla soddisfazione di creare qualcosa con le tue mani e che la tua pelle apprezza con gioia.

Conclusione

Nella società di oggi essere belli, curare il nostro aspetto, è fondamentale, anche se nessuno vuole ammetterlo l'estetica è importante. Dobbiamo impegnarci nel migliorare il più possibile il nostro aspetto. Sentirsi a posto con se stessi è importante anche a livello psicologico. Infatti, una persona ben curata ha maggiore autostima e migliora il proprio approccio verso gli altri, è più simpatica e spontanea.

Abbiamo iniziato col parlare del trucco: deve essere leggero, naturale e con ingredienti di origine vegetale. Deve esaltare i colori naturali del viso e nascondere i difetti.

La forma fisica è importante e per ritrovarla, o mantenerla, dobbiamo sempre tenerci in movimento. Se, ad esempio, un giorno decidiamo di fare cyclette, magari la sera davanti alla TV, il giorno dopo andiamo a fare il finto shopping, il giorno dopo ancora una bella passeggiata sulla spiaggia ecc. Per ottenere risultati ci vuole impegno.

Ognuno di noi dedica tutti i giorni del tempo alla propria igiene, all'alimentazione e a tutte quelle cose di cui non si può fare a meno. Dobbiamo iniziare a dedicare quotidianamente un po' di tempo anche alla bellezza.

La nostra pelle ha bisogno di essere nutrita in modo naturale per mantenersi giovane, ma purtroppo gran parte delle creme commercializzate, più che farle bene, la irrita e la danneggia di più. Devi idratarla con l'aiuto della natura che ci offre una vasta scelta di oli e burri.

Non stressiamoci pensando troppo al lavoro: dobbiamo rilassarci di più. La mancanza di sonno purtroppo è il nemico numero uno della nostra bellezza.

Segui i consigli indicati e vedrai che la natura ti potrà essere d'aiuto restituendoti la calma perduta. Quando sei un po' stressata, tesa, dedicati alla cosmesi fai da te. Una serie di prodotti di uso comune li possiamo benissimo preparare in casa, per la gioia della nostra pelle, utilizzando solo ingredienti alimentari e naturali.

Oltre alla soddisfazione, avrai anche risparmiato un bel po', cosa da non sottovalutare! Ad esempio l'acido salicilico diventerà un amico per aiutarci a velocizzare l'esfoliazione che con il tempo rallenta, dando un aspetto grigio e opaco alla nostra pelle.

Spero che troverai utili tutti i consigli riportati nelle pagine precedenti. Non ti resta che metterti subito in azione e scegliere il programma più adatto alle tue esigenze!

Buon programma a tutti, da parte mia e di mia madre, ideatrice del metodo dell'acido salicilico.

Maria Nocchiero & Grazia Rando

Le immagini presenti in questo ebook, sono tratte da: ww.office.microsoft.com/it-it/images/.

www.ingramcontent.com/pod-product-compliance
Ingram Content Group UK Ltd.
Pitfield, Milton Keynes, MK11 3LW, UK
UKHW022020190726
13853UKWH00005B/2032

9 788861 744301